Inhalt

Kleine Impulse, große Wirkung

Luise Walther

50 Workouts

Neurozentriertes Training

Kleine Impulse, große Wirkung

Stress reduzieren, Beweglichkeit fördern und die Leistungsfähigkeit in Sport und Alltag verbessern

riva

1

Wie neurozentriertes Training Körper und Geist verbindet

Kennst du das?

- Du funktionierst nur noch, spürst dich aber kaum noch.
- Du merkst deinen Rücken und Nacken, bevor du deinen Körper wirklich fühlst.
- Du weißt, dass Bewegung guttut, aber nicht, wo du anfangen sollst.

Dieses Buch ist für alle geschrieben, die sich nach Leichtigkeit, Klarheit und Verbindung zu ihrem Körper sehnen.

Was du brauchst, ist kein klassischer Trainingsplan, sondern ein Werkzeugkasten für deinen Alltag. Training, das einfach funktioniert, ohne zu überfordern. Kurze Impulse, die in wenigen Minuten spürbar etwas verändern, zum Beispiel eine ruhigere Atmung, mehr Beweglichkeit oder weniger Spannungen im Nacken oder auch einen klareren Kopf und mehr Fokus.

Genau das bietet dieses Buch, basierend auf dem Prinzip des neurozentrierten Trainings. Es zeigt dir einen effizienten Weg, um mit wenig Aufwand viel zu erreichen, und zwar körperlich, mental und emotional. Neurozentriertes Training liefert genau das: Es setzt dort an, wo Bewegung entsteht – im Nervensystem. Denn erst, wenn das Gehirn versteht, dass eine Bewegung sicher, sinnvoll und kontrollierbar ist, lässt es uns sie mit Leichtigkeit, Kraft und Präzision ausführen.

Die Grundidee ist ebenso simpel wie revolutionär: Nicht der Muskel steht im Mittelpunkt, sondern das Nervensystem, das ihn steuert. Jeder Reiz, jede Bewegung, jeder Atemzug sendet Informationen an unser Gehirn. Je klarer und gezielter diese Signale sind, desto harmonischer arbeitet unser gesamtes System. Kleine Impulse, wie eine bewusste Augenbewegung, eine veränderte Atemfrequenz oder eine sensorische Stimulation, zum Beispiel das Reiben oder Klopfen an einem Gelenk, können dadurch große Veränderungen im gesamten Bewegungsapparat, in der Haltung und im Wohlbefinden auslösen.

Dieses Buch erklärt, wie du über einfache neurozentrierte Übungen deine Beweglichkeit verbessern, Stress reduzieren und deine Leistungsfähigkeit in Sport und Alltag steigern kannst. Jede Übung aktiviert bestimmte Bereiche, zum Beispiel Gleichgewicht, Wahrnehmung, Koordination oder Muskelspannung, und schult damit nicht nur den Körper, sondern auch die neuronalen Verbindungen, die ihn steuern.

50 Workouts – Neurozentriertes Training verbindet neurowissenschaftliche Erkenntnisse mit alltagstauglichen Bewegungsreihen. Du brauchst kein Fitnessstudio, keine Geräte, keine langen Trainingszeiten, nur Offenheit, Neugier und die Bereitschaft, deinen Körper auf einer neuen Ebene kennenzulernen.

Dein Ergebnis ist ein Training, das nicht *mehr* verlangt, sondern *besser* wirkt. Ein Training, das deinen Körper stärkt, deinen Geist fokussiert und dein Nervensystem reguliert. Für mehr Bewegungsfreiheit, Stabilität und Gelassenheit im Alltag. Kleine Impulse, große Wirkung, weil echte Veränderung im Kopf beginnt.

So arbeiten Gehirn und Körper zusammen

Jede Bewegung, jeder Atemzug, jeder Schritt entsteht im Gehirn. Auch wenn du glaubst, dein Körper »tut« etwas, ist er in Wirklichkeit nur der Ausführende. Die Steuerzentrale sitzt im Nervensystem, dort, wo Sinneseindrücke ankommen, verarbeitet und in gezielte Aktionen übersetzt werden. Wenn du das verstehst, trainierst du Bewegung nicht mehr von außen, sondern von innen heraus.

Input – das nimmt dein Gehirn wahr

Bevor du dich bewegst, braucht dein Gehirn Informationen. Diese Sinnesdaten, der sogenannte Input, stammen aus drei entscheidenden Ebenen der Wahrnehmung:

- **Exterozeption:** Über deine fünf Sinne, also Sehen, Hören, Riechen, Schmecken und Tasten, nimmst du Informationen aus der Außenwelt auf. Dein Gehirn erkennt dadurch, wo du dich befindest, was um dich herum geschieht und wie du dich im Raum orientierst.
- **Interozeption:** Sie beschreibt die Wahrnehmung aus deinem Körperinneren, zum Beispiel Atmung, Herzschlag, Temperatur oder Spannungszustände. Diese Signale geben deinem Gehirn Auskunft darüber, wie es dir gerade geht und was dein Körper braucht.
- **Propriozeption:** Sensoren in Muskeln, Sehnen und Gelenken melden deinem Gehirn, wo sich deine Körperteile befinden und wie sie sich bewegen. So entsteht dein Gefühl für Haltung, Kraft und Bewegung.

Erst das Zusammenspiel dieser drei Ebenen ermöglicht ein vollständiges Körperbild im Raum. Wenn eine dieser Informationsquellen gestört oder unklar ist, reagiert dein Gehirn mit Unsicherheit, spürbar zum Beispiel als Spannung, Instabilität oder Schmerz.

Integration – das macht dein Gehirn daraus

Alle eingehenden Informationen treffen im Gehirn zusammen. Dort werden sie bewertet, verglichen und mit früheren Erfahrungen verknüpft. Dieser Prozess heißt Integration.

Das Gehirn prüft dabei permanent eine zentrale Frage: »Bin ich sicher?« Wenn die Signale aus den Sinnesorganen übereinstimmen und das System sich sicher fühlt, gibt das Gehirn Bewegungen frei. Du bewegst dich fließend, locker, stabil. Wenn die Daten widersprüchlich sind, reagiert es mit Schutzprogrammen, beispielsweise Muskelverspannung, Unsicherheit oder sogar Bewegungseinschränkung.

Hier zeigt sich die Intelligenz deines Körpers: Jede Anspannung, jedes Zittern oder Blockieren ist keine Schwäche, sondern ein Sicherheitsmechanismus. Das Gehirn schützt dich vor etwas, das es als potenziell unsicher bewertet. Deshalb beginnt neurozentriertes Training immer dort: bei der Sicherheit im Nervensystem.

Output – das macht dein Körper daraus

Wenn das Gehirn Sicherheit empfindet, sendet es Signale an Muskeln, Gelenke und Organe. Das ist der Output. Dieser zeigt sich als Bewegung, Haltung, Atmung oder Ausdruck. Wenn die Qualität des Inputs hoch ist und die Integration klar, wird auch der Output effizient. Du bewegst dich frei, präzise und kraftvoll. Ist der Input unsauber oder die Integration gestört, wird die Bewegung kompensiert. Sie kostet mehr Energie und fühlt sich schwer an.

Das erklärt, warum zwei Menschen dieselbe Übung völlig unterschiedlich erleben können. Es hängt davon ab, wie gut ihr Gehirn die Signale versteht. Neurozentriertes Training optimiert genau diesen Prozess: Es verbessert die Informationsqualität, trainiert die Integration und verfeinert den Bewegungsoutput.

Darum wirkt neurozentriertes Training so tief

Vielleicht kennst du den Gedanken: Wenn der Rücken schmerzt, ist der Muskel verspannt. Wenn die Bewegung stockt, fehlt Kraft oder Dehnung. Doch die moderne Neurowissenschaft zeigt etwas Überraschendes: Die Ursache liegt meist im Gehirn. Denn jeder Muskel, jede Bewegung, jede Haltung wird dort gesteuert, wo Informationen zusammenlaufen, bewertet und in Handlung übersetzt werden: im Nervensystem.

Dein Gehirn arbeitet dabei wie ein hochsensibler Datenmanager. Drei große Informationssysteme sind entscheidend dafür, wie du dich bewegst und wie sicher du dich dabei fühlst:

- **Das visuelle System:** Deine Augen sind weit mehr als Sehhilfen. Sie geben dem Gehirn Orientierung im Raum, helfen bei Balance und Bewegungsplanung. Wenn der Blick »unsicher« ist, etwa durch ständiges Bildschirmstarren, Müdigkeit oder untrainierte Augenbewegungen, verliert das Gehirn Orientierung. Folge: Der Körper kompensiert mit Spannung, Fehlhaltung oder Bewegungseinschränkungen.
- **Das vestibuläre System:** Dies ist dein Gleichgewichtssinn im Innenohr. Er sagt dem Gehirn, ob du stehst, kippst oder dich drehst. Schon kleine Störungen, etwa durch Stress, Bildschirmarbeit oder seltene Lagewechsel (zum Beispiel kaum Kopfdrehungen), können die Balance beeinträchtigen.
- **Das propriozeptive System:** Dies bezeichnet die Wahrnehmung deines Körpers im Raum. In Muskeln, Sehnen und Gelenken befinden sich Sensoren, die das Gehirn ständig mit Positionsdaten versorgen. Wenn du dich zu wenig oder zu einseitig bewegst, verliert das Gehirn die »Landkarte« deines Körpers. Das Resultat: Unsicherheit, Instabilität, oft auch Schmerzen ohne klare Ursache.

Hier setzt neurozentriertes Training an. Es aktiviert gezielt diese drei Systeme, um die Kommunikation zwischen Körper und Gehirn zu verbessern. Eine kleine Augenbewegung, ein bewusstes Kopfdrehen oder eine Mobilisation im Sprunggelenk kann dem Gehirn neue, klare Informationen liefern und damit den Körper buchstäblich neu kalibrieren.

Ein Beispiel aus dem Alltag: Viele Menschen klagen nach einem langen Arbeitstag über Nackenverspannungen. Statt den Muskel zu dehnen, trainiert das neurozentrierte Training zuerst die Ursache: das Nervensystem. Wenn die Augen ständig auf kurze Distanz, also den Monitor, fixiert sind, meldet das visuelle System dem Gehirn eine Art Dauerstress. Eine einfache Übung, etwa abwechselnd nahe und ferne Objekte zu fokussieren, kann den visuellen Input neu organisieren. Der Effekt: Der Nacken entspannt sich, weil das Gehirn wieder Vertrauen in die Umgebung hat.

Oder nehmen wir das Thema Gleichgewicht: Wer schnell ins Wanken kommt, braucht ein klares Signal ans vestibuläre System. Sanfte Kopfbewegungen in verschiedene Richtungen oder bewusste Blickstabilisationsübungen können das Gleichgewicht und damit auch die Bewegungsfreiheit im ganzen Körper verbessern.

All diese Reize nutzen die neuronale Plastizität, die Fähigkeit des Gehirns, sich ständig zu verändern und zu lernen. Unser Nervensystem ist formbar, lebenslang. Jeder gezielte Impuls kann neue Verbindungen schaffen, alte Muster überschreiben und verloren geglaubte Beweglichkeit zurückbringen. Und egal, wie alt du bist oder wie lange du dich schon nicht mehr regelmäßig bewegt hast: dein Gehirn kann sich immer verändern.

Neurozentriertes Training ist quasi angewandte Neurowissenschaft in Bewegung. Es verbindet Körper und Geist auf einer Ebene, die vielen Menschen im Alltag verloren gegangen ist. Wer einmal erlebt hat, wie sich nach einer winzigen Augenbewegung der ganze Körper leichter anfühlt, versteht: Veränderung beginnt nicht im Muskel – sie beginnt im Gehirn.

Das ist der Kern des neurozentrierten Trainings: Nicht härter trainieren, sondern schlauer. Nicht mehr tun, sondern gezielter fühlen. Kleine Impulse, die das Gehirn verstehen kann – und der Körper folgt automatisch.

Vom Wissen ins Spüren

Jetzt, da du verstanden hast, wie eng Bewegung, Wahrnehmung und Gehirn zusammenhängen, stellt sich die entscheidende Frage: Wie bringst du dieses Wissen in deinen Alltag? Die gute Nachricht: Du musst nicht viel tun, du darfst es nur bewusster tun.

Neurozentriertes Training ist kein klassisches Workout mit Schweiß, Gewichten und Durchhalteparolen. Es ist eine Einladung, wieder in Kontakt mit dir selbst zu kommen, mit deinem Körper, deinem Atem, deiner Wahrnehmung. Es geht nicht um mehr Anstrengung, sondern um mehr Aufmerksamkeit.

Dieses Buch begleitet dich Schritt für Schritt auf dieser Reise. Die 50 Workouts sind so aufgebaut, dass du sie sofort im Alltag anwenden kannst, ob im Büro, beim Sport oder zwischendurch zu Hause. Alles, was du brauchst, sind Neugier, Offenheit und Achtsamkeit. Beobachte, wie sich dein Körper vor, während und nach einer Übung anfühlt. Diese Selbstwahrnehmung ist dein stärkster Kompass. Fange klein an. Ob eine Übung pro Tag, drei Minuten zwischendurch oder direkt mit einem Workout: entscheidend ist nicht die Menge, sondern die Qualität deiner Reize. Denn dein Gehirn liebt Wiederholung, Klarheit und Sicherheit. Und je klarer die Signale sind, desto schneller reagiert dein System.

Ein selbstwirksamer Blick auf Bewegung

Bewegung ist Ausdruck deines Nervensystems, deines inneren Gleichgewichts und deines Vertrauens in dich selbst. Wenn du dich bewegst, sendet dein Körper ununterbrochen Informationen an dein Gehirn: über Position, Spannung, Richtung und Sicherheit. Und das Gehirn entscheidet, wie viel Bewegung es zulässt. Nicht, weil du zu unbeweglich bist, sondern weil dein System dich schützen will.

Das bedeutet: Es gibt keine falsche Bewegung. Es gibt nur Bewegungen, die sich im Moment unsicher anfühlen und solche, die dein Nervensystem als sicher und kontrollierbar bewertet. Diese Perspektive verändert alles. Statt dich zu korrigieren oder zu zwingen, darfst du lernen, zuzuhören. Wenn du eine Bewegung achtsam ausführst und dein Gehirn Vertrauen aufbaut, öffnen sich neue Möglichkeiten. Und zwar sanft, nachhaltig und ohne Druck.

Du stellst nicht die Leistung in den Vordergrund, sondern Selbstwirksamkeit. Das Gefühl, etwas selbst verändern zu können. Du lernst, wie du über gezielte Impulse dein eigenes System beeinflusst und damit Spannung regulierst, Beweglichkeit zurückgewinnst und Stabilität schaffst. Diese bewegungsbezogene Selbstwirksamkeit ist der Schlüssel: Wenn du spürst, dass dein Körper auf kleine Reize reagiert, entsteht Vertrauen. Und mit Vertrauen kommt Bewegungsfreude.

Das Ziel ist nicht, perfekt zu sein, sondern Bewegungsvielfalt und Bewegungskompetenz zu entwickeln. Je mehr unterschiedliche Bewegungen du ausprobierst, mal groß, mal klein, mal schnell, mal langsam, desto reicher wird dein neuronales Repertoire. Dein Gehirn lernt: »Diese Bewegung ist sicher«. So wächst deine Bewegungsintelligenz und mit ihr deine Freiheit, dich authentisch und angstfrei zu bewegen. Denn Bewegungsintelligenz bedeutet, deinen Körper und dein Nervensystem als Team zu begreifen. Nicht zu kämpfen, sondern zu kommunizieren.

Dabei gilt ein zentrales Prinzip: Sicherheit steht immer an erster Stelle. Gehe nie in den Schmerz oder in ein Gefühl von Unwohlsein. Wenn eine Bewegung unangenehm ist, verkleinere sie, verlangsame sie oder ändere den Winkel. Dein Körper soll sich bei jeder Übung sicher fühlen, denn das Gehirn lernt nur in Sicherheit.

Dein Fokus bestimmt die Wirkung

Du kannst dich immer nur auf eine Sache konzentrieren. Wenn du versuchst, alles zugleich zu trainieren, verteilt sich deine Aufmerksamkeit und dein Gehirn lernt weniger effektiv. Fokussiere dich bewusst auf einen Aspekt, bleibe dabei und beobachte, wie sich dein Körper anpasst.

Wenn du deinen Fokus regelmäßig wechselst, beispielsweise mal Kraft, mal Mobilität, mal Atmung, trainierst du vielseitig und ganzheitlich. Du wirst spüren, wie sich ein und dasselbe Workout allein durch den Fokus auf einen der drei Bereiche vollkommen anders anfühlt. Dein Nervensystem bekommt unterschiedliche Reize, dein Gehirn verknüpft neue Bewegungsmuster und du entwickelst ein tieferes Verständnis für deinen Körper. So entsteht Bewegungsintelligenz, die Fähigkeit, dich flexibel, sicher und bewusst auf jede Situation einzustellen.

Darum verändern kleine Gewohnheiten dein Gehirn

Hinter jeder neuen Gewohnheit steckt ein Lernprozess im Gehirn. Wenn du eine Bewegung regelmäßig wiederholst, ganz gleich, ob es eine Atemübung, eine Blickbewegung oder eine bewusste Kniebeuge ist, verändert sich dein Nervensystem. Diese Veränderungsfähigkeit nennt man neuronale Plastizität. Sie beschreibt die Fähigkeit deines Gehirns, neue Verbindungen zwischen Nervenzellen zu bilden oder bestehende zu stärken.

Damit diese Verbindungen dauerhaft bestehen bleiben, braucht das Gehirn zwei Dinge: klare, wiederholte Reize und positive Emotionen. Wenn du kleine, machbare Übungen regelmäßig durchführst und sie mit einem positiven Gefühl verknüpfst, zum Beispiel mit einem Lächeln, einem kurzen Stolz-Moment oder einem tiefen Atemzug der Zufriedenheit, wird im Gehirn Dopamin ausgeschüttet.

Dopamin ist ein Botenstoff, der Motivation, Lernen und Belohnung steuert. Es ist der neurochemische Verstärker, der deinem Gehirn signalisiert: »Das war gut, mach das wieder«. Auf diese Weise verbindet dein Nervensystem die Übung mit einem angenehmen Erlebnis. Mit jeder Wiederholung festigt sich diese Spur im Gehirn. So entsteht eine stabile Routine, die sich fast von selbst ausführt.

Beim neurozentrierten Training wirkt dieser Effekt doppelt stark: Du trainierst nicht nur Muskeln oder Bewegungen, sondern auch die Kommunikation zwischen Gehirn und Körper. Jede kleine Übung verbessert die Qualität der sensorischen Rückmeldung, also die Art, wie dein Gehirn Informationen über Lage, Bewegung und Spannung empfängt. Je klarer diese Signale sind, desto sicherer fühlt sich dein System. Und desto leichter fällt dir die Bewegung.

Das bedeutet: Du veränderst dich nicht durch Härte, sondern durch Wiederholung und Freude. Dein Gehirn lernt besser, wenn du dich dabei sicher, entspannt und positiv fühlst. Deshalb ist das Feiern nach jeder Übung kein Bonus, sondern ein neurobiologisch sinnvoller Verstärker. Es aktiviert das dopaminerge Belohnungssystem, stabilisiert neue neuronale Bahnen und sorgt dafür, dass deine neuen Gewohnheiten bleiben. So freust du dich aufs nächste Workout, statt dich mit Disziplin durchbeißen zu müssen. Diese Kombination aus klaren Reizen, positiven Emotionen und Wiederholung ist die Basis für nachhaltige Veränderung. Und jeder kleine Erfolg ist ein Signal an dein Gehirn: »Ich kann mich verändern und es fühlt sich gut an«.

So wird Routine leicht

Am leichtesten geht das, wenn du neue Gewohnheiten an etwas koppelst, das du ohnehin schon tust. So wird die Übung automatisch ausgelöst, ohne dass du darüber nachdenken musst. Zum Beispiel:

- Nach dem Zähneputzen → »Ich mache ein kurzes Workout.«
- Nach dem Einschalten des Computers → »Ich bewege meine Augen in alle Richtungen.«
- Nach dem Kaffee am Morgen → »Ich mobilisiere kurz meine Schultern.«

Diese klaren Verknüpfungen schaffen neue neuronale Routinen. Dein Gehirn lernt, Bewegung und Entspannung als selbstverständlichen Teil deines Alltags zu begreifen. Mit der Zeit summieren sich diese kleinen Impulse. Dein Nervensystem wird klarer, dein Körper beweglicher, dein Geist ruhiger, ganz ohne das Gefühl, »trainieren zu müssen«. Du erschaffst dir einen Alltag, in dem Bewegung selbstverständlich wird, weil sie sich gut anfühlt. Und wenn du diese Routine einmal etabliert hast, wird aus der einen Übung ein Workout und schon hast du eine ganz neue Bewegungsroutine aufgebaut. Du veränderst nicht alles auf einmal, sondern beginnst so klein, dass dein Gehirn sagen kann: »Das schaffe ich«.

Und genau daraus entsteht echte, dauerhafte Veränderung.

Raus in die Natur

Neurozentriertes Training wirkt besonders stark, wenn du nach draußen gehst. Natürliches Tageslicht, frische Luft und wechselnde Umgebungen liefern deinem Gehirn wertvolle sensorische Informationen.

- **Tageslicht** aktiviert Zellen in deiner Netzhaut, die den zirkadianen Rhythmus steuern – das ist dein innerer Taktgeber für Schlaf, Energie und Konzentration. Schon zehn bis fünfzehn Minuten Bewegung bei Tageslicht verbessern Schlafqualität und Stimmung deutlich.
- **Natürliche Reize** wie Wind, Unebenheiten am Boden oder Vogelstimmen fordern dein Gehirn vielseitig. Sie aktivieren das Gleichgewichts- und Orientierungssystem und stärken deine Fähigkeit, dich sicher zu bewegen.
- **Weite und Perspektive** in der Natur entspannen dein visuelles System. Dein Blick wechselt automatisch zwischen nah und fern, das trainiert Augenmuskeln und reduziert Bildschirmstress.

Ein Spaziergang mit bewusster Atmung, ein paar Gleichgewichtsübungen auf dem Rasen oder ein leichtes Workout im Park können bereits viel bewirken.

Trainiere dein Gehirn, nicht nur deinen Körper

Neurozentriertes Training verbindet Bewegung mit Wahrnehmung. Jede Übung fordert dein Gehirn, Reize zu verarbeiten, zu vergleichen und in Bewegung umzusetzen. Dabei trainierst du:

- **Beweglichkeit**, indem du neue Bewegungswinkel erkundest;
- **Koordination**, indem du visuelle, vestibuläre und propriozeptive Reize kombinierst;
- **Kraft**, indem du sichere Spannung aufbaust;
- **Balance**, indem du dein Gleichgewichtssystem aktivierst;
- **Entspannung**, indem du bewusste Atmung und Körperwahrnehmung verbindest.

Der Schlüssel liegt nicht in der Intensität, sondern in der Aufmerksamkeit: Je bewusster du dich bewegst, desto präziser lernt dein Gehirn.

Die 50 Workouts – verständlich, wirksam, motivierend

Jedes der Workouts in diesem Buch ist wie ein guter Coach an deiner Seite: achtsam, lösungsorientiert und sofort umsetzbar. Die 50 Workouts sind so aufgebaut, dass du sie intuitiv nutzen kannst: Problem – neurozentrierte Lösung – Wirkung.

Jedes Kapitel startet mit einer klaren Alltagssituation oder einem typischen Beschwerdebild, wie zum Beispiel »Einmal durchatmen, bitte – mehr Energie und innere Ruhe durch bewusste Atemsteuerung«. Anschließend findest du ein neurozentriertes Workout, das gezielt dort ansetzt, wo die Ursache liegt, nämlich im Zusammenspiel deiner Sinnes- und Bewegungssteuerung. Und du erfährst, welche Wirkung du erwarten kannst, zum Beispiel weniger Spannung, mehr Stabilität, neue Leichtigkeit. So wird aus jedem Workout ein kleines, alltagstaugliches Ritual. Verständlich erklärt, wissenschaftlich fundiert und spürbar wirksam. Kein stures Training, sondern ein bewusstes Erforschen deiner eigenen Körperintelligenz.

Dein Ziel: Du lernst, dich selbst zu regulieren. Übung für Übung, Workout für Workout, bis Bewegung, Entspannung und Präsenz wieder selbstverständlich werden.

So kannst du jede Übung individuell anpassen

Neurozentriertes Training lebt von Individualität. Jeder Körper ist anders. Jede Wahrnehmung, jedes Nervensystem, jede Bewegungserfahrung ist individuell. Was sich für die eine Person stabil und leicht anfühlt, kann für die andere zu viel oder zu wenig Reiz sein. Deshalb gilt: Passe jede Übung an dich an. Du bestimmst Tempo, Intensität und Bewegungsumfang. Es geht nie darum, *alles richtig* zu machen, sondern darum, dass sich dein Körper sicher und klar anfühlt.

Die folgenden Faktoren kannst du individuell anpassen:

1. **Geschwindigkeit – finde dein Tempo**
   Bewegung darf fließen, aber sie braucht Bewusstsein. Wenn du eine Übung neu lernst, bewege dich langsam. Gib deinem Gehirn Zeit, jede Position und jede Veränderung zu registrieren. Spüre hinein, wann sich die Bewegung kontrolliert anfühlt. Wenn du dich sicher fühlst, kannst du das Tempo leicht steigern, aber nie auf Kosten der Präzision. Geschwindigkeit ist kein Ziel, sondern ein Werkzeug: Du steuerst sie so, dass dein System Vertrauen behält.
2. **Bewegungsumfang – weniger ist oft mehr**
   Nutze deine Gelenke in ihrem natürlichen Bewegungsradius, ohne sie zu überfordern. Wenn sich eine Bewegung eng, unsicher oder unangenehm anfühlt, verkleinere sie. Schon kleinste Impulse können starke Veränderungen auslösen. Dein Gehirn lernt in Sicherheit, nicht im Schmerz. Mit der Zeit wirst du merken, dass dein Bewegungsumfang wächst, ganz ohne Druck oder Zwang.
3. **Position – finde die Haltung, die zu dir passt**
   Stehend, sitzend, kniend, im Vierfüßlerstand, viele Übungen kannst du in unterschiedlichen Ausgangspositionen durchführen. Wähle die Variante, die sich heute stabil und leicht anfühlt. Dein Nervensystem reagiert sensibel auf Haltung und Gleichgewicht. Wenn du dich sicher fühlst, bist du empfänglicher für neue Bewegungsreize. Fühlt sich etwas wackelig oder angespannt an, verändere den Untergrund, lehne dich an eine Wand oder stütze dich ab.

Hinweis

Sicherheit geht immer vor Intensität. Dein Körper darf sich jederzeit sicher fühlen, erst dann entsteht Entwicklung.

Atme während aller Übungen ruhig durch die Nase, der Mund bleibt geschlossen, die Zunge liegt entspannt am Gaumen. Diese kleine Einstellung unterstützt dein Nervensystem, beruhigt deinen Atem und gibt deinem Körper ein klares Signal von Stabilität. So gestaltest du jede Übung so, dass sie zu dir passt, an jedem Tag, in jeder Stimmung, in jeder Lebenslage. Du bist die Expertin oder der Experte für deine Bewegung. Vertraue deinem Gefühl und lass dich von Neugier leiten, nicht von Perfektion.

Setze deinen Fokus

Jedes Workout lässt sich verändern, ohne es zu wechseln, nur durch deinen Fokus. Du entscheidest, was du heute brauchst: Ruhe und Ausgleich, Bewegung und Freiheit oder Kraft und Stabilität.

So wird jede Übung zu deinem Werkzeug: flexibel, wirksam und auf dich abgestimmt.

1. **Stress reduzieren** – Fokus auf Atmung, um zu regulieren und zentrieren
   Wenn du spürst, dass dein System unter Strom steht, lenke deine Aufmerksamkeit auf deine Atmung. Sie ist dein direkter Zugang zum Nervensystem.
   Atme bewusst durch die Nase, halte den Mund geschlossen und lasse die Zunge sanft am Gaumen liegen. Jede ruhige Einatmung überträgt Sicherheit, jede lange Ausatmung reduziert Spannung. So bringst du dein System ins Gleichgewicht. Und du beruhigst Puls, Muskeln und Gedanken. Atmung ist Regulation in ihrer einfachsten Form.
2. **Beweglichkeit fördern** – Fokus auf Mobilisation, um zu bewegen und befreien
   Wenn du dich steif, unbeweglich oder eingeschränkt fühlst, richte deinen Schwerpunkt auf die Mobilisation. Erkunde, wie weit du dich sicher bewegen kannst, ohne Zwang, aber mit Neugier.
   Mobilisation bedeutet, Bewegung zurückzugewinnen, wo sie verloren ging. Durch gezielte, kontrollierte Bewegungen lernt dein Gehirn, neue Winkel zuzulassen und alte Spannungsmuster zu lösen. So entsteht Leichtigkeit und Bewegung wird wieder frei und fließend.
3. **Leistungsfähigkeit steigern** – Fokus auf Kraft, um zu stabilisieren und fordern
   Wenn du Energie hast und dich herausfordern willst, setze den Fokus auf Kraft. Arbeite bewusst mit Spannung, Haltepositionen und wenn du magst mit Widerstandsbändern oder Gewichten, um neue Reize zu setzen. Dein Ziel: Stabilität unter Belastung.
   Krafttraining im neurozentrierten Sinne bedeutet nicht, einfach mehr zu leisten, sondern präziser. Du schulst dein Nervensystem, Kontrolle und Sicherheit zu bewahren, auch wenn der Druck steigt. So wird Leistung nicht zur Überforderung, sondern zur Ausdrucksform von Stabilität.

Jetzt bist du dran

Dies ist dein Moment, neu zu beginnen. Finde deine Bewegung, die sich richtig anfühlt. Nicht mit Druck, sondern mit Bewusstsein. Du musst nichts leisten, niemandem etwas beweisen. Alles, was du brauchst, trägst du bereits in dir: Wahrnehmung, Neugier und die Fähigkeit, dich selbst zu spüren.

Erlaube dir, Bewegung neu zu entdecken, als Spielraum, nicht als Pflicht. Nimm jede Übung als Einladung, herauszufinden, *wie dein Körper heute* reagiert. Mal wirst du Leichtigkeit spüren, mal vielleicht auch Begrenzung. Beides ist wertvoll, denn es zeigt dir, wo dein System im Moment steht.

Vertraue darauf, dass du dich mit jedem Impuls weiterentwickelst. Jedes bewusste Atmen, jedes sanfte Kreisen, jedes kleine Nachspüren schärft deine Verbindung zu dir selbst. Das ist Selbstwirksamkeit in Bewegung.

Erlaube deinem Körper, sich sicher zu fühlen. Erlaube deinem Gehirn, zu lernen. Und erlaube dir, dich mit Freude zu bewegen.

Aufbau der Workouts

Die Workouts folgen immer einer klaren Struktur. So findest du dich schnell zurecht und kannst dich ganz auf das Erleben und Wahrnehmen konzentrieren. Zunächst erhältst du eine Übersicht mit Schwierigkeitsgrad, Trainingsdauer, Wirkung, Übungsnamen, Belastungszeit, Sätzen, Satzpause und den Seitenangaben zur Übungsbeschreibung.

- **Thema / Fokus:** In der Überschrift steht das Thema des Workouts, also, worauf dein Nervensystem in dieser Einheit besonders reagieren darf. Zum Beispiel Atmung, Gleichgewicht, Augenkoordination, Mobilität oder Stabilität.
- **Trainingsdauer:** Die Dauer ist ein Richtwert. Sie hängt davon ab, wie bewusst du die Übungen ausführst und wie viel Zeit du dir für Wahrnehmung und Pausen nimmst. Neurozentriertes Training lebt vom Tempo deines Nervensystems, nicht von Minuten auf der Uhr.
- **Schwierigkeitsgrad 1, 2 oder 3:** Diese Zahl beschreibt nicht, wie anstrengend ein Workout ist, sondern wie viel Koordination und Kontrolle dein Gehirn dabei benötigt.
  - **1 = leicht** (Einsteiger, sanfte Reize)
  - **2 = mittel** (mehr Koordination und Körperbewusstsein)
  - **3 = komplex** (höhere Anforderungen an Wahrnehmung, Steuerung und Kraft)
- **Wirkung:** Für jedes Workout erfährst du, was du tun sollst, und vor allem, warum es wirkt: welches System du ansprichst und welche Reaktion du erwarten kannst.
- **Übungen:** Die genauen Ausführungen findest du im Übungsteil am Ende des Buches mit Hinweisen, worauf du achten kannst, um dein Gehirn optimal einzubinden.
- **Belastungszeit:** Diese Angaben dienen der Orientierung. Achte lieber auf Qualität als Quantität – wenn dein Körper oder Nervensystem Müdigkeit signalisiert, beende die Übung bewusst.
- **Sätze:** Sätze bezeichnen die Wiederholungsdurchgänge.
- **Satzpause:** Wenn du mehrere Sätze ausführst, gönne dir zwischen ihnen 30 Sekunden Pause, um dein Nervensystem zu »resetten«. In dieser Zeit kannst du ruhig atmen, kurz blinzeln oder dich neu ausrichten, auch das ist Teil des Trainings.
- **Intensität:** Die Intensität beschreibt, wie fordernd sich eine Übung für dich anfühlt. Du bestimmst sie selbst. Bewege dich langsamer oder schneller, mit mehr oder weniger Spannung und mache Pausen, wenn du sie brauchst. Im neurozentrierten Training gilt: Die Übung soll dich fordern, aber nicht überfordern. Wenn du dich danach sicherer, ruhiger oder beweglicher fühlst, war die Intensität genau richtig.
- **Seitenangabe:** Im hinteren Teil des Buches findest du auf der angegebenen Seite die genaue Beschreibung der Übung. Lies sie aufmerksam durch, um die neurozentrierten Hinweise zu verstehen. So trainierst du bewusster, sicherer und effektiver.

Dauer und Gestaltung deines Trainings

In den 50 Workouts findest du sowohl kurze, alltagstaugliche Impulse für zwischendurch als auch intensivere Einheiten von 3 bis 20 Minuten. Du kannst dein Training ganz nach Stimmung, Energie und Ziel gestalten.

- Wenn du nur wenig Zeit hast, wähle ein kurzes Workout von 3 bis 10 Minuten, ideal, um dein Nervensystem zu aktivieren oder Stress zu regulieren.
- Wenn du tiefer einsteigen möchtest, wähle eine längere Einheit, zum Beispiel ein Workout für Beweglichkeit, Koordination oder Stabilität.

Wichtig ist Abwechslung: Dein Gehirn liebt Vielfalt. Wechsle regelmäßig zwischen verschiedenen Workouts. So schulst du deine Bewegungsintelligenz und hältst dein Nervensystem jung, anpassungsfähig und aufmerksam.

Du kannst die Workouts gezielt auswählen oder dich überraschen lassen. Schlage einfach eine Seite auf und probiere das Workout, das dich intuitiv anspricht. So bleibst du spielerisch in Bewegung und trainierst nicht nur deinen Körper, sondern auch die Flexibilität deines Gehirns.

Für Sportler

Die Workouts 32 bis 46 richten sich besonders an sportlich aktive Menschen. Der Fokus liegt hierbei auf Leistungsfähigkeit, Reaktionsschnelligkeit und präziser Bewegungssteuerung.

Durch gezielte neurozentrierte Reize werden Wahrnehmung, Koordination und Stabilität geschult – Fähigkeiten, die im Sport ebenso wichtig sind wie Kraft oder Ausdauer.

Die Übungen eignen sich sowohl als eigenständiges Training als auch als Ergänzung zu bestehenden Sportprogrammen.

Entspannung zum Tagesabschluss

Die Workouts 47 bis 50 eignen sich besonders gut für den Tagesausklang und zur Förderung der inneren Balance.

Sanfte Bewegungen, bewusste Atmung und reduzierte Reize helfen deinem Nervensystem, zur Ruhe zu kommen und Spannungen loszulassen.

Diese Einheiten unterstützen Regeneration, Entspannung und einen achtsamen Übergang in den Abend oder die Nacht.

Die Workouts

2

1 Einmal durchatmen, bitte – mehr Energie und innere Ruhe durch bewusste Atemsteuerung

❶ ② ③

Trainingsdauer: 8 Minuten

Wirkung: Mit einer bewussten Atemsteuerung unterstützt du die Aktivität deines parasympathischen Nervensystems, insbesondere des Vagusnervs. Du lernst, wie du über die Atmung dein Nervensystem direkt beeinflusst. Das senkt die Anspannung, stabilisiert den Kreislauf und schafft mentale Klarheit. Durch regelmäßige Atemübungen trainierst du die Fähigkeit, Stressmomente selbst zu regulieren.

	Übung	Belastungszeit	Sätze	Satzpause	Intensität	Seite
1	Leiteratmung	1 Min.	1	–	1	123
2	Zwerchfelldehnung	1 Min.	2	30 Sek.	1	123
3	Seufzeratmung	1 Min.	2	30 Sek.	1	124
4	Seitliche Rippenatmung	1 Min. pro Seite	1	–	1	124

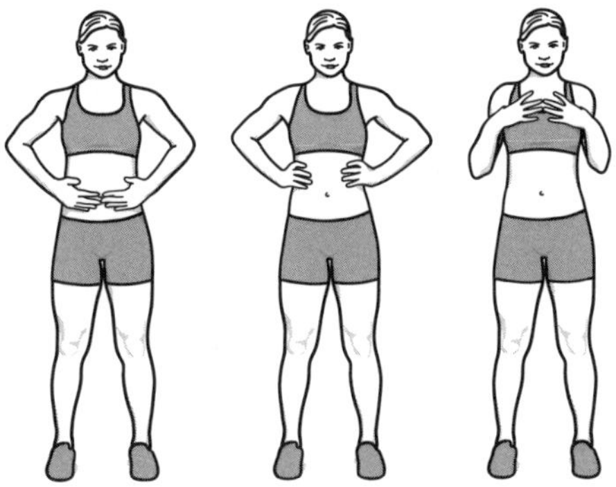

1 Leiteratmung

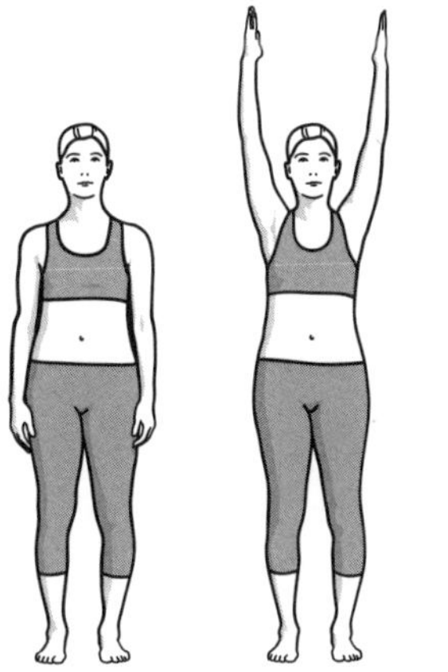

2 Zwerchfelldehnung

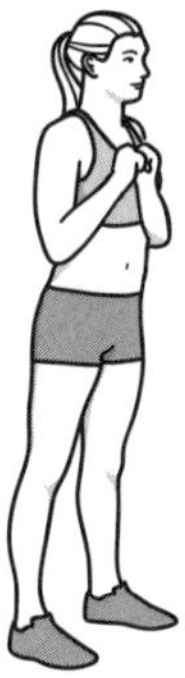

3 Seufzeratmung

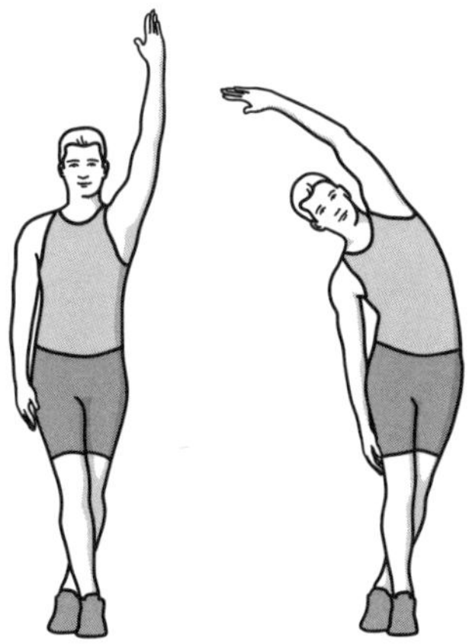

4 Seitliche Rippenatmung

2 Klar sehen, klar denken – entspannte Augen für mehr Fokus und mentale Frische

1 2 3

Trainingsdauer: 11 Minuten

Wirkung: Deine Augen sind ein direkter Zugang zum Gehirn. Dieses Workout trainiert deine Augenmuskulatur, verbessert die Kommunikation zwischen dem Sehzentrum, dem Gleichgewichtssystem und der Haltungskontrolle. Wenn deine Augen entspannter und präziser arbeiten, reduziert sich automatisch die Spannung im Nacken, dein Fokus wird klarer, deine Gedanken werden ruhiger.

	Übung	Belastungszeit	Sätze	Satzpause	Intensität	Seite
1	Leiteratmung	1 Min.	1	–	1	123
2	Palming	2 Min.	1	–	1	125
3	Blickstabilisierung	30 Sek.	2	30 Sek.	1	126
4	Augenkreise	30 Sek. pro Richtung	2	30 Sek.	1	125
5	Blicksprünge rechts und links	30 Sek.	2	30 Sek.	1	125
6	Blicksprünge nah und fern	30 Sek.	2	30 Sek.	1	125
7	Seufzeratmung	1 Min.	1	–	1	124

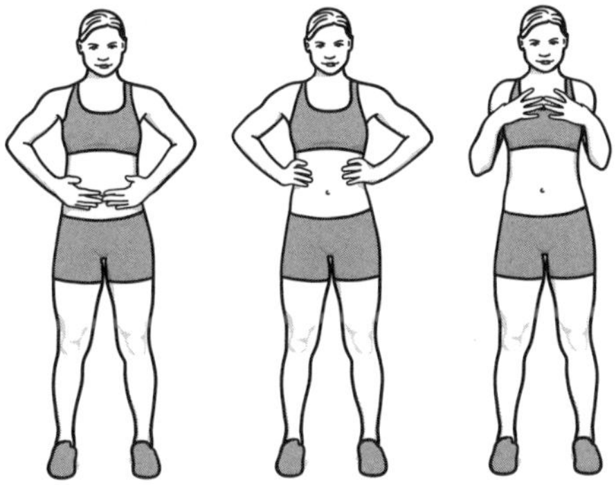

1 Leiteratmung

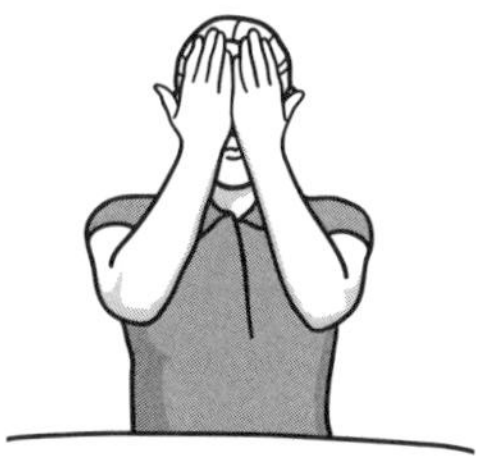

2 Palming

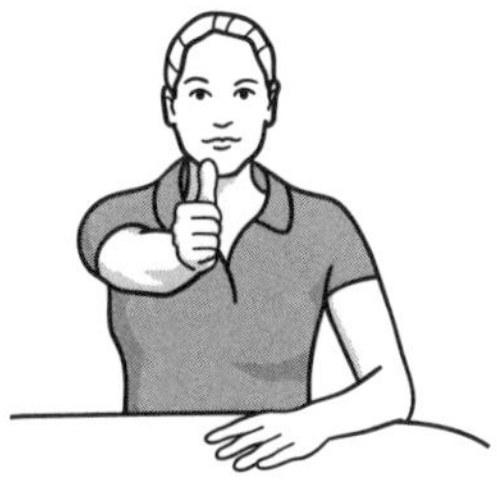

3 Blickstabilisierung

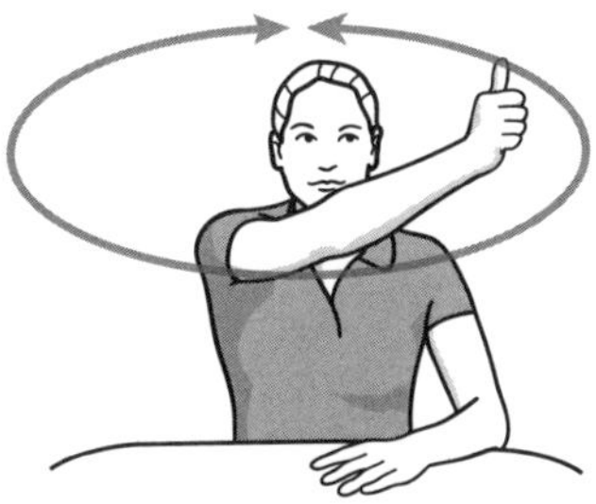

4 Augenkreise

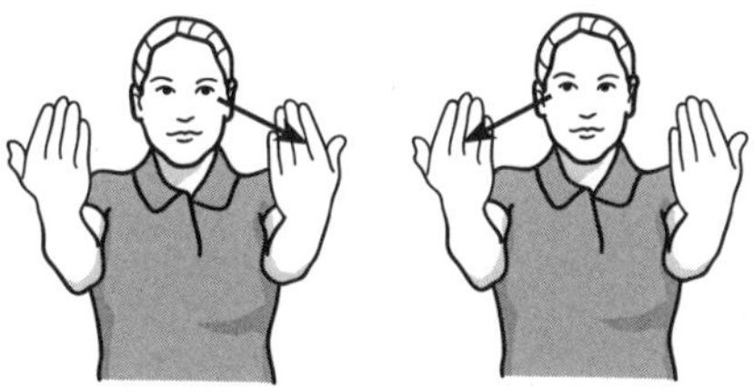

5 Blicksprünge rechts und links

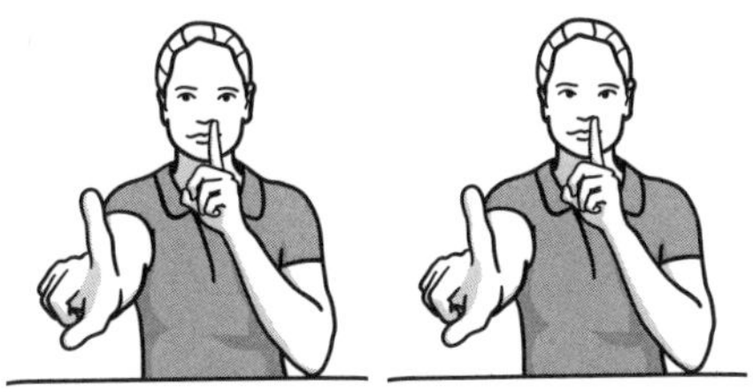

6 Blicksprünge nah und fern

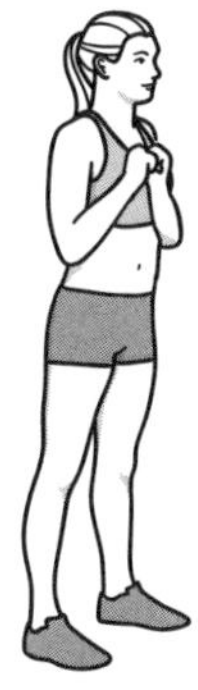

7 Seufzeratmung

3 Leichter tragen – locker in Schultern und Nacken durch bessere Ansteuerung

1 2 3

Trainingsdauer: 15 Minuten

Wirkung: Über eine gezielte Schulter- und Nackenmobilisation gibst du deinem Gehirn neue Bewegungssicherheit. Das Nervensystem erkennt, dass keine Gefahr besteht und die Schutzspannung löst sich. Die Verbindung zwischen Schultergürtel und Rumpf wird klarer, du trägst Lasten leichter und bewegst dich freier.

	Übung	Belastungszeit	Sätze	Satzpause	Intensität	Seite
1	Zwerchfelldehnung	1 Min.	1	–	1	123
2	Schulterkreise	1 Min. pro Seite inkl. Richtungswechsel	2	30 Sek.	1	129
3	Kombinierte Nackenrotation	1 Min. im Wechsel	2	30 Sek.	1	127
4	Kombinierte Nackenbeugung und -streckung	1 Min. im Wechsel	2	30 Sek.	1	128
5	Wirbelsäulenbeugung und -streckung	1 Min.	1	–	1	129
6	Rumpfrotation mit Armen	1 Min. im Wechsel	2	30 Sek.	1	130
7	Seufzeratmung	1 Min.	1	–	1	124

Hinweis: Die Durchführung im Wechsel bedeutet, dass die Übung direkt im Seitenwechsel ausgeführt wird. Also erst recht, dann links, dann wieder rechts, links und so weiter, bis die Belastungszeit um ist.

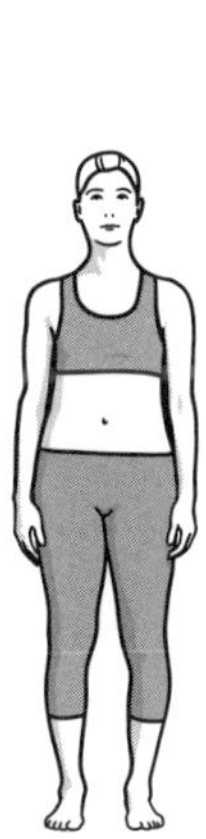

1 Zwerchfelldehnung

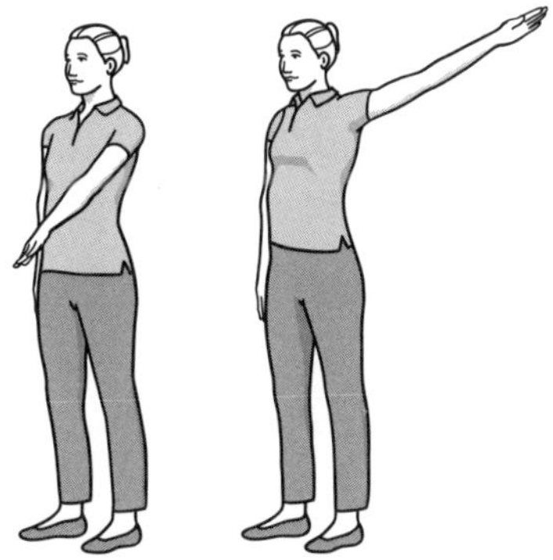

2 Schulterkreise

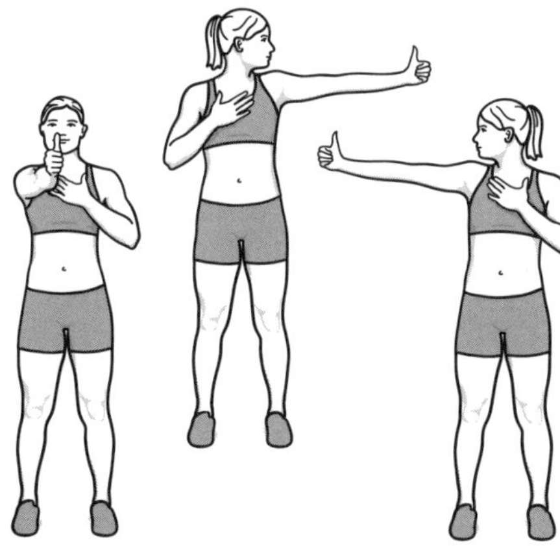

3 Kombinierte Nackenrotation

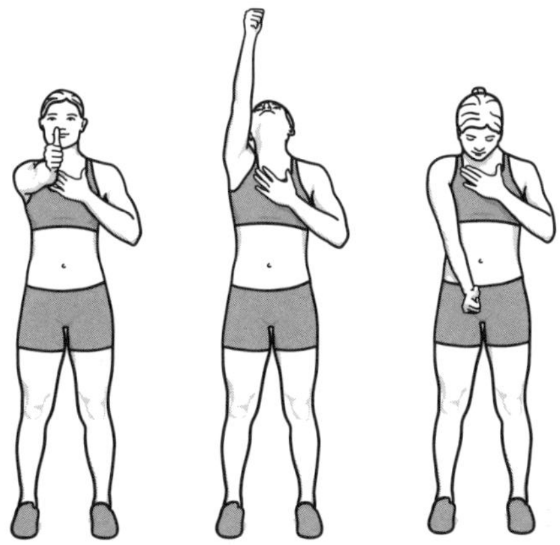

4 Kombinierte Nackenbeugung und -streckung

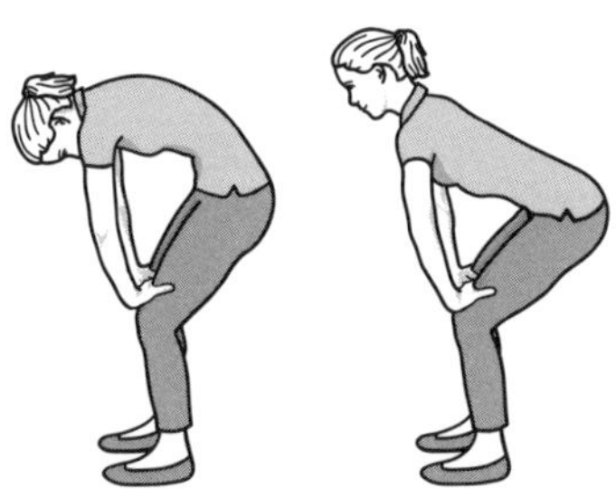

5 Wirbelsäulenbeugung und -streckung

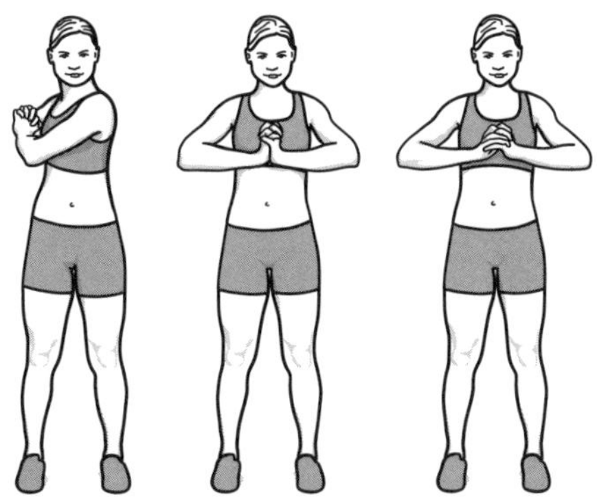

6 Rumpfrotation mit Armen

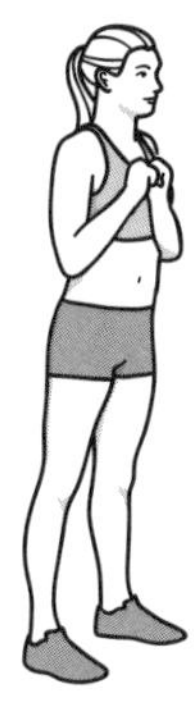

7 Seufzeratmung

4 Mehr Raum im Oberkörper – besser aufrichten und atmen mit einer beweglichen Brustwirbelsäule

1 2 3

Trainingsdauer: 9 Minuten

Wirkung: Dieses Training mobilisiert die Brustwirbelsäule, die ein zentraler Knotenpunkt für Atmung, Haltung und Bewegungsfreiheit ist. Indem du diesen Bereich beweglich hältst, schickst du dem Gehirn Signale von Stabilität und Sicherheit. Dein Atem wird freier, dein Oberkörper aufrechter und dein Nervensystem reguliert sich.

	Übung	Belastungszeit	Sätze	Satzpause	Intensität	Seite
1	Zwerchfelldehnung	1 Min.	1	–	1	123
2	Wirbelsäulenbeugung und -streckung	1 Min.	2	30 Sek.	1	129
3	Seitneige mit Brustkorbbewegung	30 Sek. pro Seite	2	30 Sek.	1	129
4	Rumpfrotation mit Armen	1 Min. im Wechsel	1	–	1	130
5	Gegensätzliche Kopf- und Armrotation	1 Min. im Wechsel	1	–	2	130
6	Seufzeratmung	1 Min.	1	–	1	124

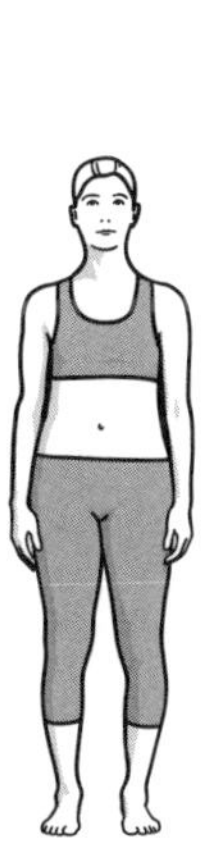

1 Zwerchfelldehnung

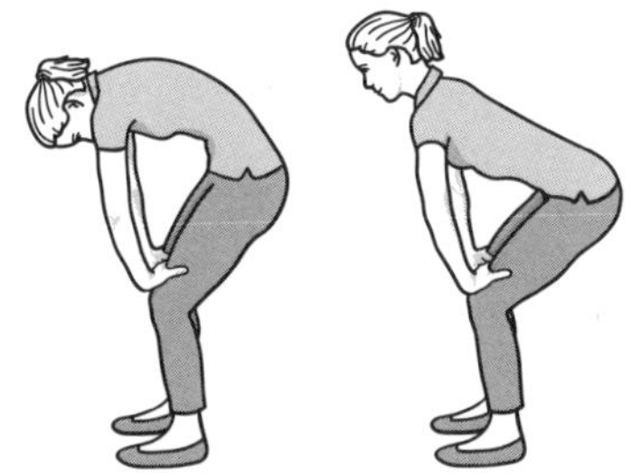

2 Wirbelsäulenbeugung und -streckung

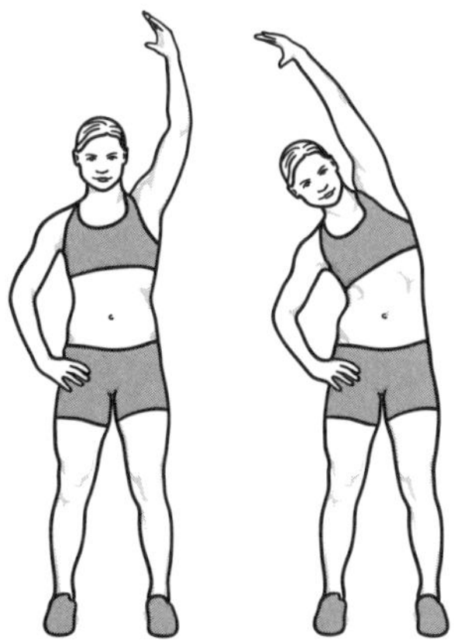

3 Seitneige mit Brustkorbbewegung

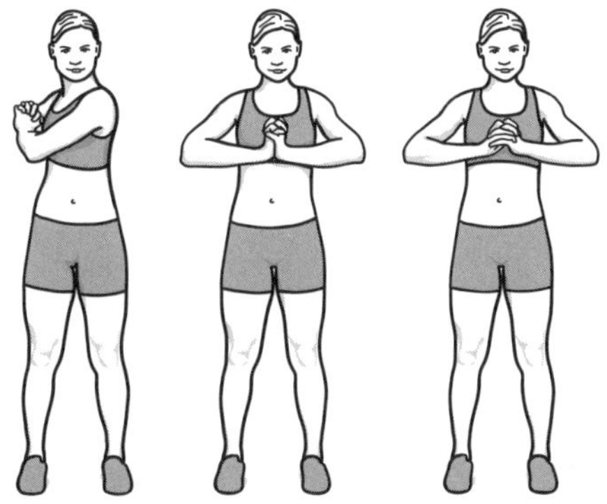

4 Rumpfrotation mit Armen

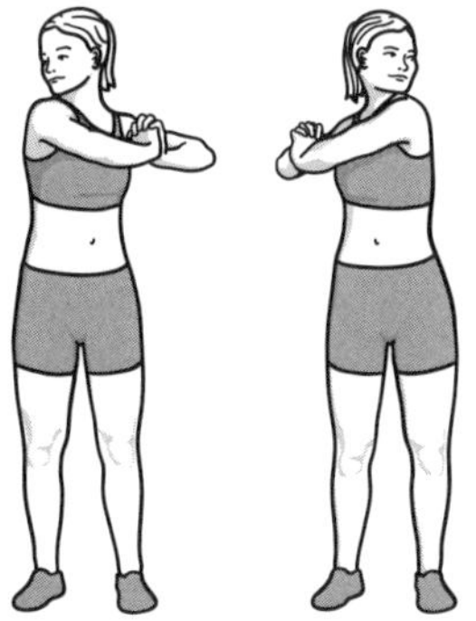

5 Gegensätzliche Kopf- und Armrotation

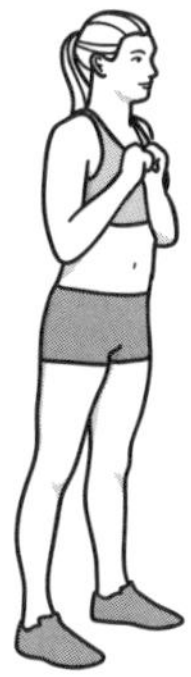

6 Seufzeratmung

5 Aufrecht durch den Alltag – Haltung gewinnen durch Blickführung und Gleichgewicht

1 **2** 3

Trainingsdauer: 10 Minuten

Wirkung: Gleichgewicht, Blickführung und Haltung sind eng im Gehirn verknüpft. Durch gezielte Reize für Augen und Körper lernst du, dich mühelos aufzurichten. Dein Gehirn bekommt verlässliche Informationen über deine Position und das schafft Stabilität ohne Anstrengung.

	Übung	Belastungszeit	Sätze	Satzpause	Intensität	Seite
1	Zwerchfelldehnung	1 Min.	1	–	1	123
2	Ja-Sager	30 Sek.	2	30 Sek.	1	127
3	Augenfolgebewegung oben und unten	30 Sek.	2	30 Sek.	1	126
4	Kombinierte Nackenbeugung und -streckung	30 Sek. im Wechsel	2	30 Sek.	1	128
5	Standwaage	30 Sek.	2	30 Sek.	3	139
6	Beckenwippe	1 Min.	1	–	1	131
7	Vorwärts- und Rückwärtslaufen	1 Min.	1	–	2	128
8	Wirbelsäulenbeugung und -streckung	1 Min.	1	–	1	129

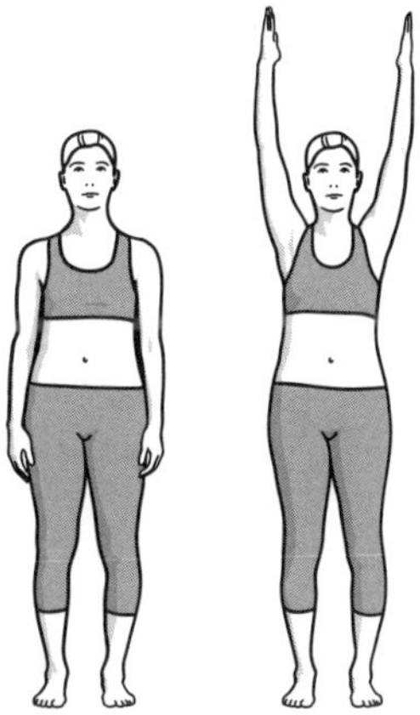

1 Zwerchfelldehnung

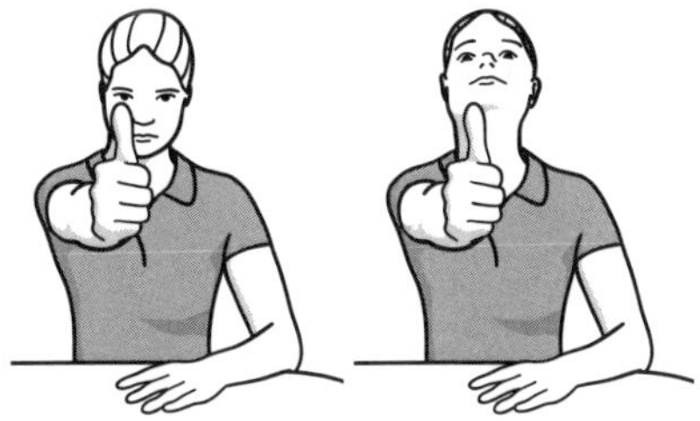

2 Ja-Sager

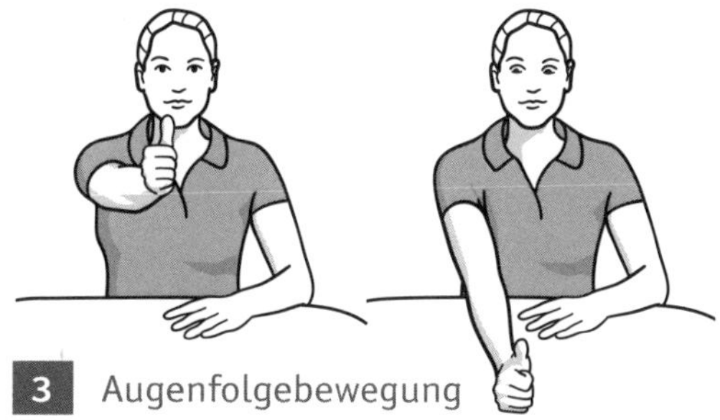

3 Augenfolgebewegung oben und unten

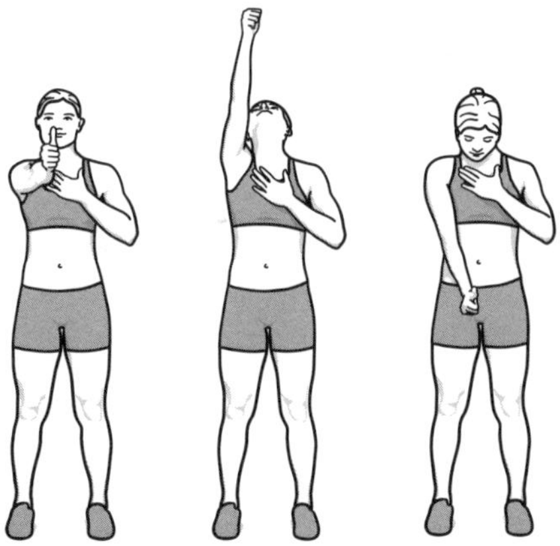

4 Kombinierte Nackenbeugung und -streckung

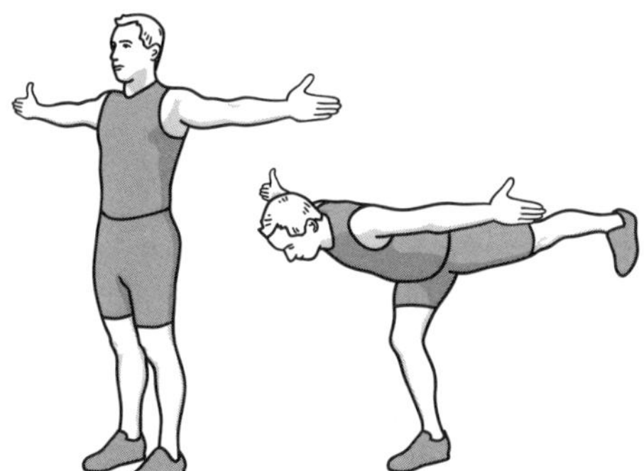

5 Standwaage

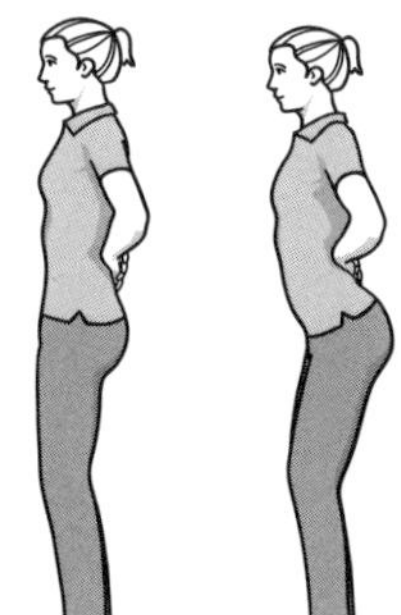

6 Beckenwippe

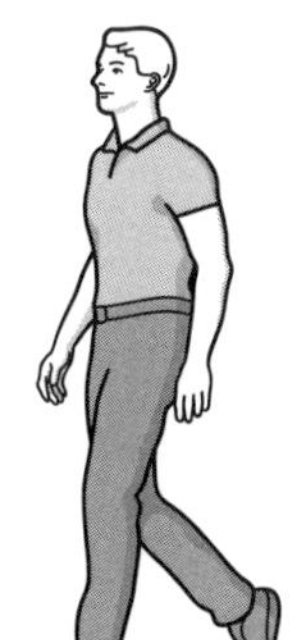

7 Vorwärts- und Rückwärtslaufen

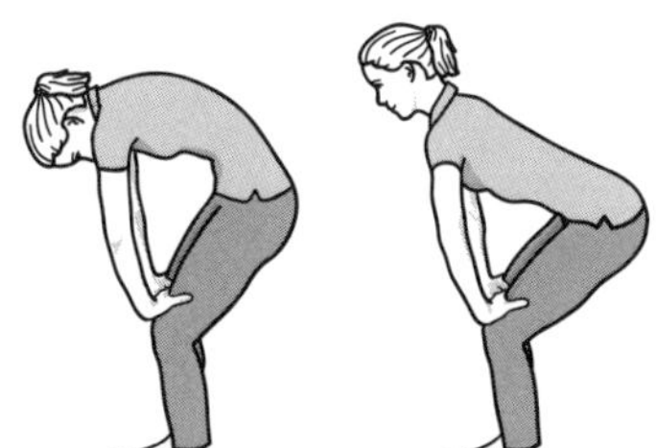

8 Wirbelsäulenbeugung und -streckung

6 Kraft aus der Mitte – ein stabiler Rumpf für mehr Sicherheit in der Bewegung

1 2 3

Trainingsdauer: 12 Minuten

Wirkung: Dein Rumpf ist das Kommunikationszentrum zwischen Ober- und Unterkörper. Über gezielte Rotationen, Stützpositionen und Atemverknüpfung lernst du, wie dein Gehirn Spannung aufbaut und hält. Du aktivierst tiefe Muskelschichten, die Sicherheit und Bewegungsökonomie fördern.

	Übung	Belastungszeit	Sätze	Satzpause	Intensität	Seite
1	Zwerchfelldehnung	1 Min.	1	–	1	123
2	Rumpfrotation mit Armen	1 Min. im Wechsel	1	–	1	130
3	Gegensätzliche Kopf- und Armrotation	1 Min. im Wechsel	1	–	2	130
4	Oberkörper-Twist	1 Min. im Wechsel	2	30 Sek.	2	131
5	Aktive Seitneige	30 Sek. pro Seite	2	30 Sek.	1	139
6	Unterarmstütz	30 Sek.	2	30 Sek.	3	138
7	Bergsteiger	1 Min.	1	–	3	140
8	Umgedrehte Brücke	30 Sek.	2	30 Sek.	3	141

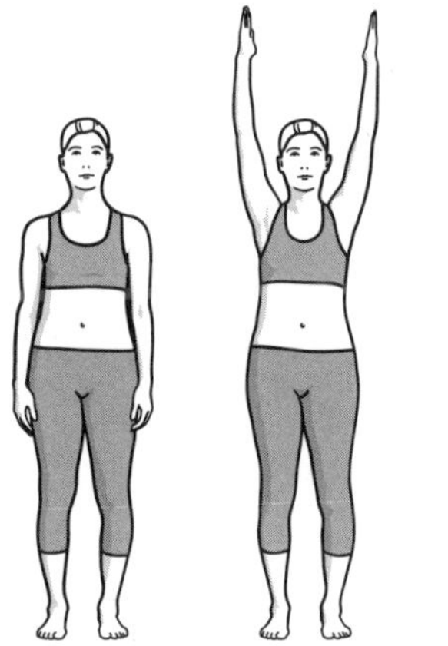

1 Zwerchfelldehnung

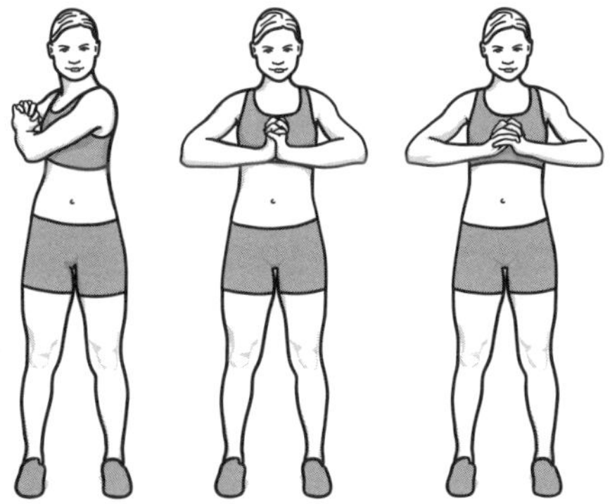

2 Rumpfrotation mit Armen

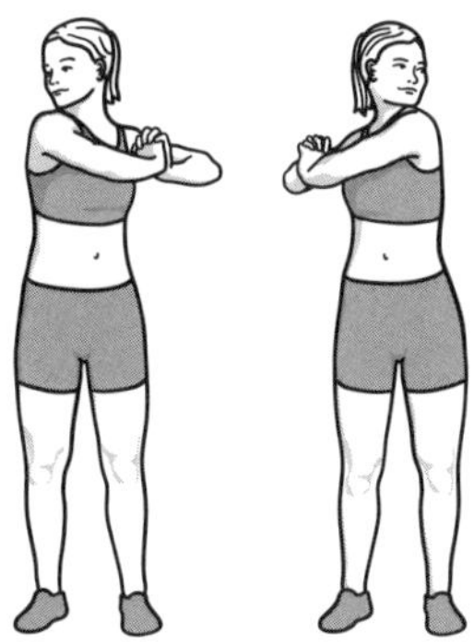

3 Gegensätzliche Kopf- und Armrotation

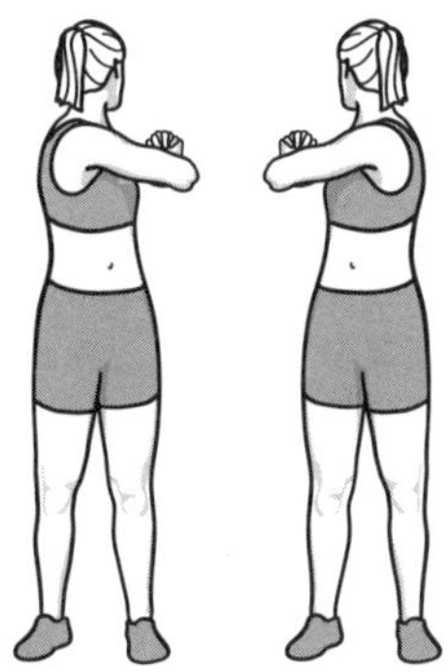

4 Oberkörper-Twist

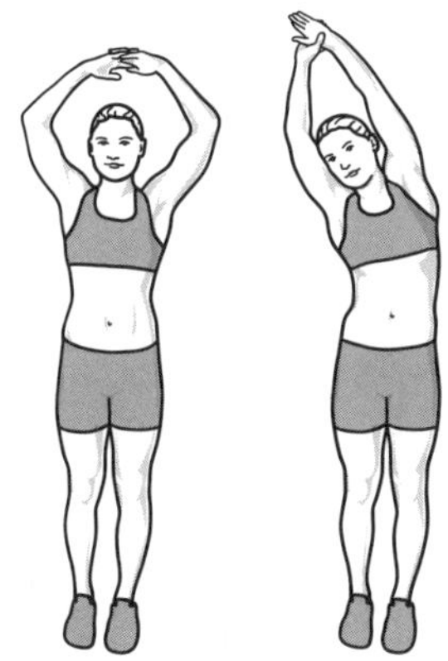

5 Aktive Seitneige

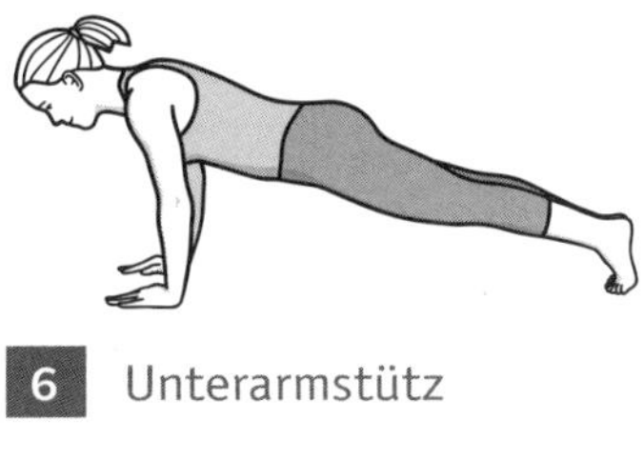

6 Unterarmstütz

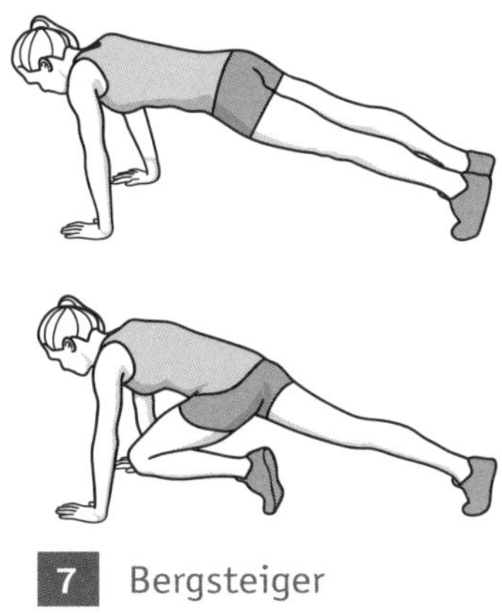

7 Bergsteiger

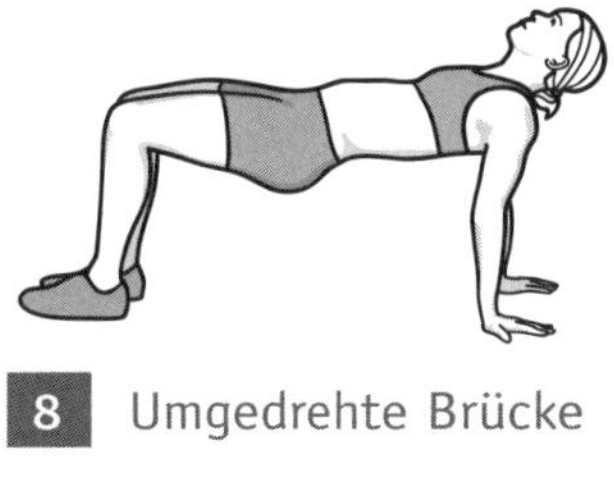

8 Umgedrehte Brücke

7 Locker bis ins Becken – mehr Leichtigkeit beim Gehen und Sitzen durch Beckenmobilität

1 **2** 3

Trainingsdauer: 16 Minuten

Wirkung: Die Beweglichkeit deines Beckens beeinflusst, wie dein Gehirn Bewegung und Haltung organisiert. Durch sanfte, rhythmische Bewegungen werden sensorische Rückmeldungen aus dem Beckenbereich angeregt und klarer wahrnehmbar. Dein Nervensystem erhält neue Informationen, die es besser verarbeiten kann. So kannst du dich beweglicher, leichter und stabiler im unteren Rücken fühlen.

	Übung	Belastungszeit	Sätze	Satzpause	Intensität	Seite
1	Zwerchfelldehnung	1 Min.	1	–	1	123
2	Beckenwippe	1 Min.	1	–	1	131
3	Beckenkreise	30 Sek.	2	30 Sek.	1	131
4	Hüftkreise	1 Min. pro Seite inkl. Richtungswechsel	2	30 Sek.	1	132
5	Hüftpendel	30 Sek. pro Seite	2	30 Sek.	1	132
6	Wirbelsäulen-Swing	30 Sek. pro Seite	2	30 Sek.	1	135
7	Umgedrehte Brücke	30 Sek.	2	30 Sek.	3	141
8	Seitlicher Bergsteiger	30 Sek.	2	30 Sek.	3	140

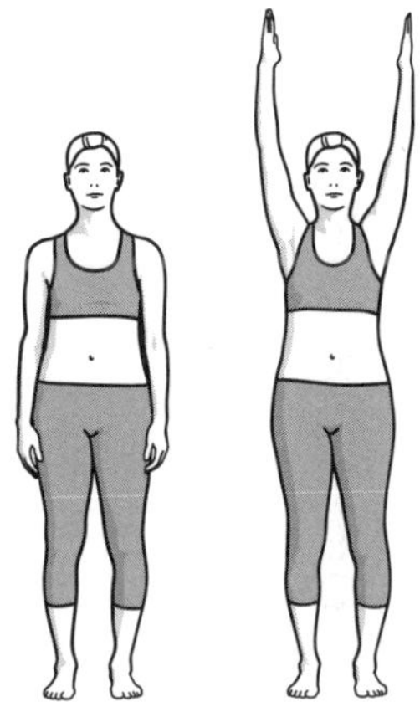

1 Zwerchfelldehnung

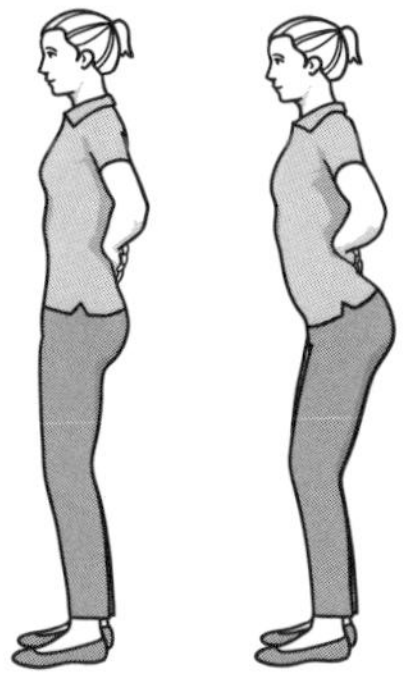

2 Beckenwippe

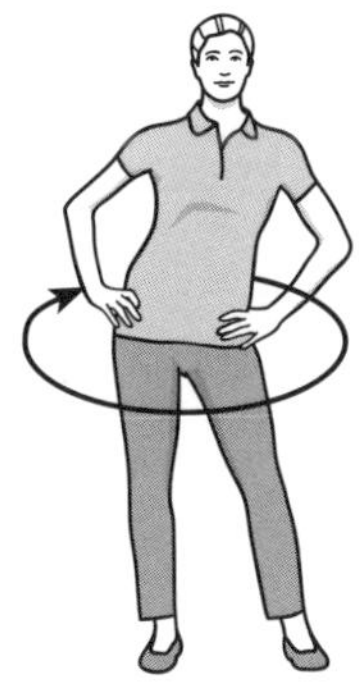

3 Beckenkreise

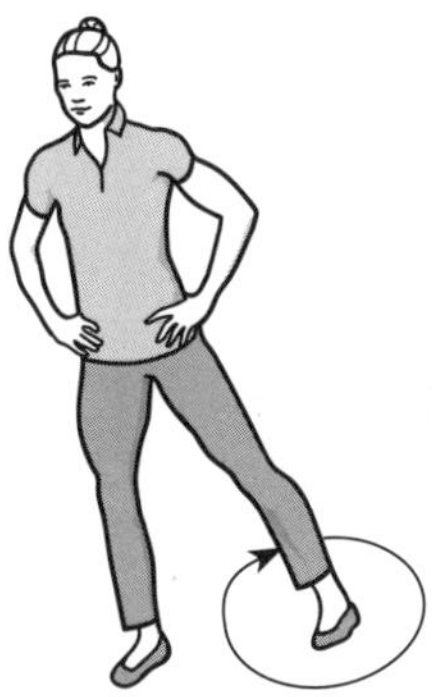

4 Hüftkreise

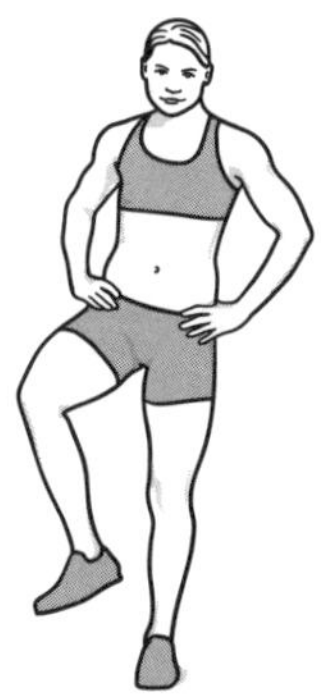

5 Hüftpendel

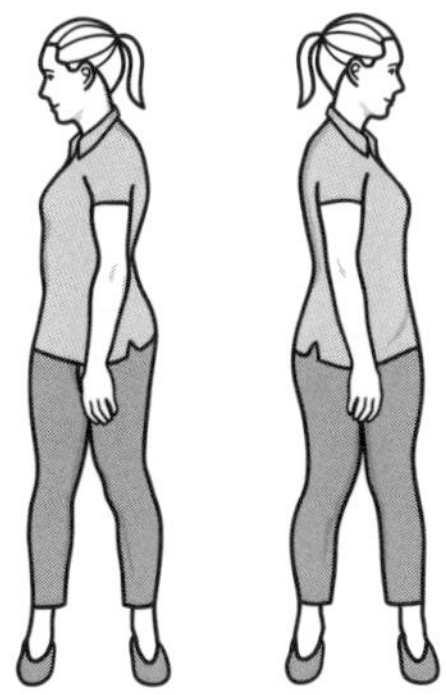

6 Wirbelsäulen-Swing

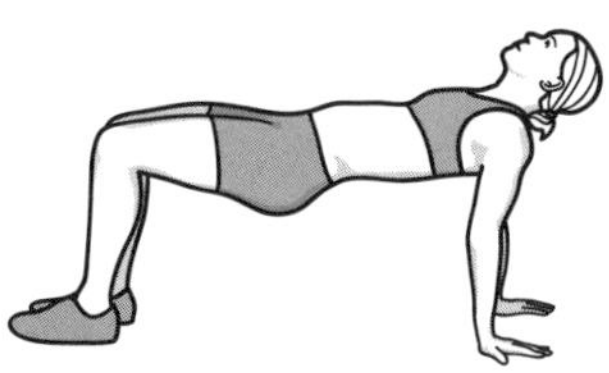

7 Umgedrehte Brücke

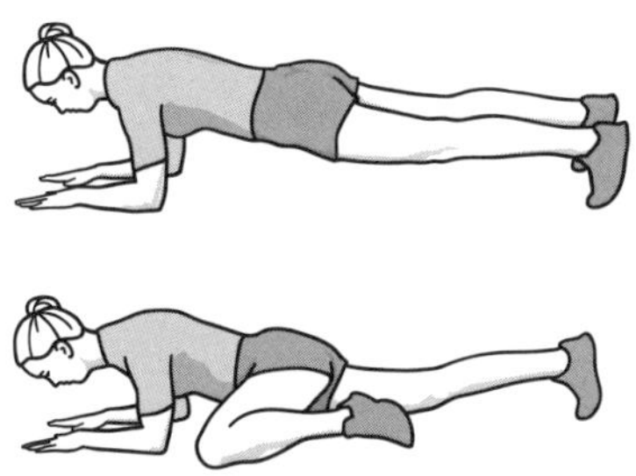

8 Seitlicher Bergsteiger

8 Hüfte, komm in Schwung – beweglich und kraftvoll durch den Tag

1 **2** 3

Trainingsdauer: 17 Minuten

Wirkung: Eine gezielte Hüftmobilisation schult die Wahrnehmung deiner Beckenregion, ein Bereich, der durch viel Sitzen oft »abgeschaltet« ist. Du reaktivierst Nervenverbindungen und trainierst dein Gehirn, Bewegungen wieder als sicher zu bewerten. Das steigert deine Kraft und Beweglichkeit zugleich.

	Übung	Belastungszeit	Sätze	Satzpause	Intensität	Seite
1	Hüftpendel	30 Sek. pro Seite	2	30 Sek.	1	132
2	Hüftkreise	1 Min. pro Seite inkl. Richtungswechsel	1	30 Sek.	1	132
3	Kniekreise	1 Min. pro Seite inkl. Richtungswechsel	1	30 Sek.	1	132
4	Iliosakralgelenk-mobilisation	30 Sek.	2	30 Sek.	1	131
5	Unterschenkelmobilisation	30 Sek. pro Seite	2	30 Sek.	1	137
6	Gesäßmobilisation im Drehsitz	30 Sek. im Wechsel	2	30 Sek.	2	136
7	Hüft- und Oberschenkel-mobilisation	30 Sek. pro Seite	2	30 Sek.	2	139
8	Standwaage	30 Sek.	2	30 Sek.	3	139

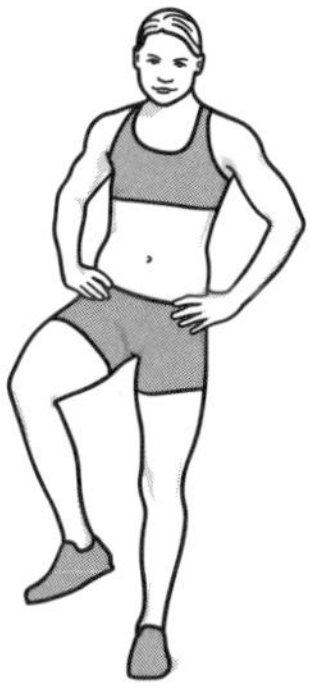

1 Hüftpendel

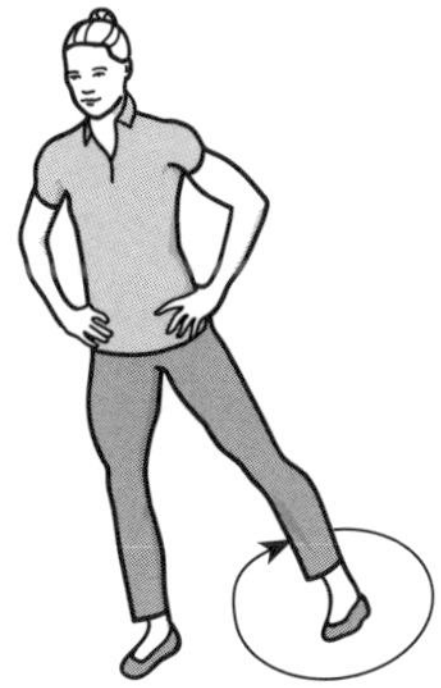

2 Hüftkreise

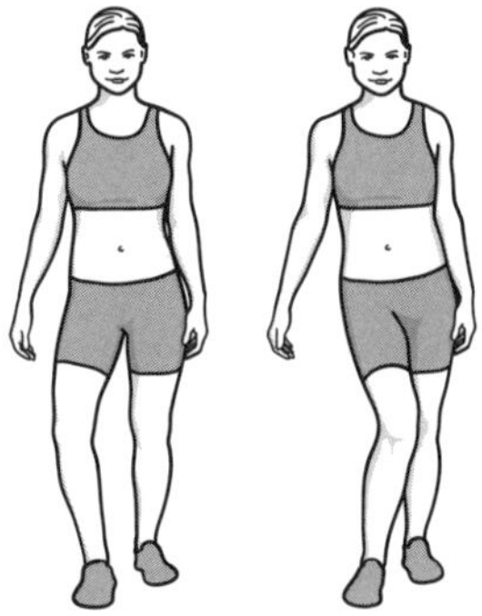

3 Kniekreise

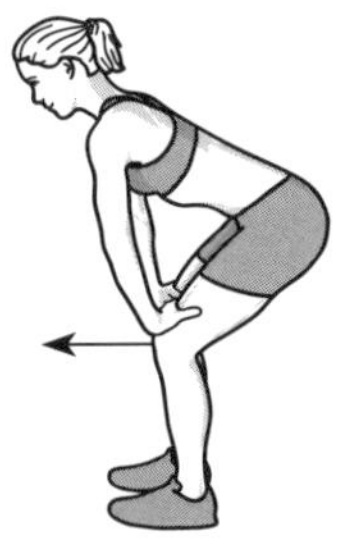

4 Iliosakralgelenk-
mobilisation

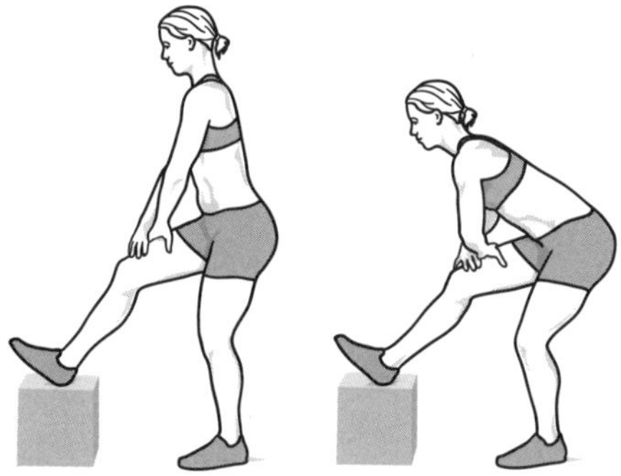

5 Unterschenkelmobilisation

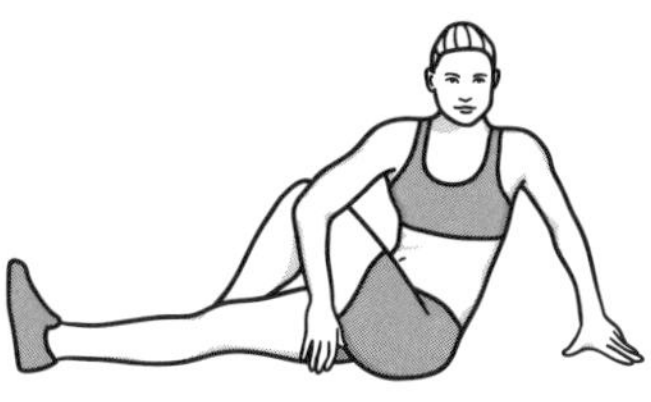

6 Gesäßmobilisation
im Drehsitz

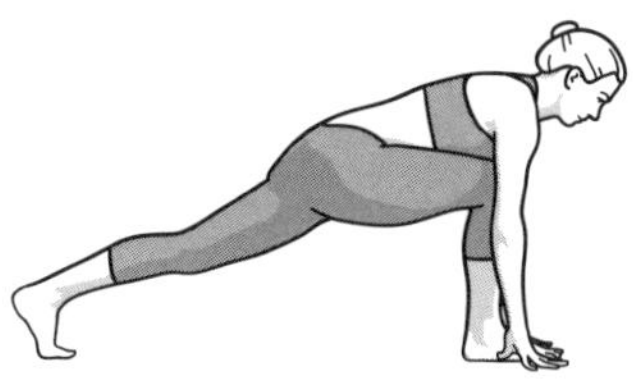

7 Hüft- und Ober-
schenkelmobilisation

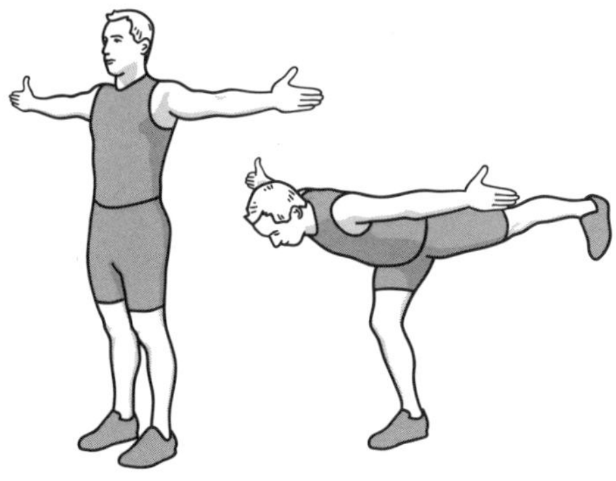

8 Standwaage

9 Sicher stehen, leicht gehen – Standfestigkeit und Leichtigkeit durch koordinierte Beinachsen

1 2 3

Trainingsdauer: 11 Minuten

Wirkung: Hier trainierst du die Verbindung von Füßen, Knien und Hüfte, also die Grundlage deiner Stabilität. Durch sensorische Reize lernt dein Gehirn, die Balance besser zu steuern. Du stehst sicherer, gehst leichter und reduzierst unbewusste Schutzspannungen.

	Übung	Belastungszeit	Sätze	Satzpause	Intensität	Seite
1	Zwerchfelldehnung	1 Min.	1	–	1	123
2	Beckenwippe	1 Min.	1	–	1	131
3	Kniekreise	1 Min. pro Seite inkl. Richtungswechsel	1	–	1	132
4	Großzehenmobilisation	1 Min.	1	–	1	132
5	Fußkanten-Switch	30 Sek. pro Seite	2	30 Sek.	1	133
6	Ellenbogen-Knie-Wechsel	1 Min.	1	–	1	136
7	Gesäßmobilisation im Drehsitz	30 Sek. im Wechsel	2	30 Sek.	2	136
8	Ganzkörperstretch	1 Min. im Wechsel	1	–	1	137

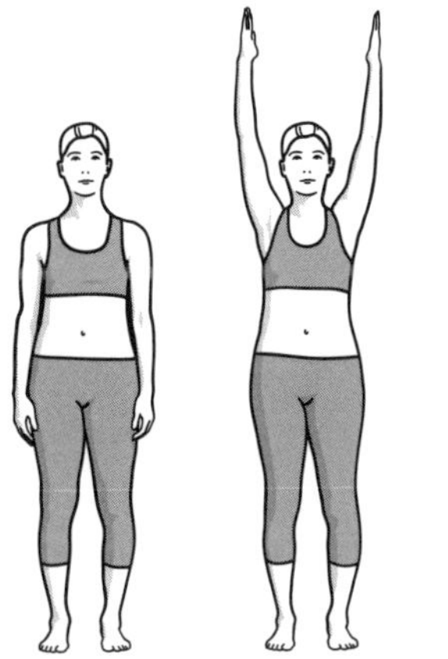

1 Zwerchfelldehnung

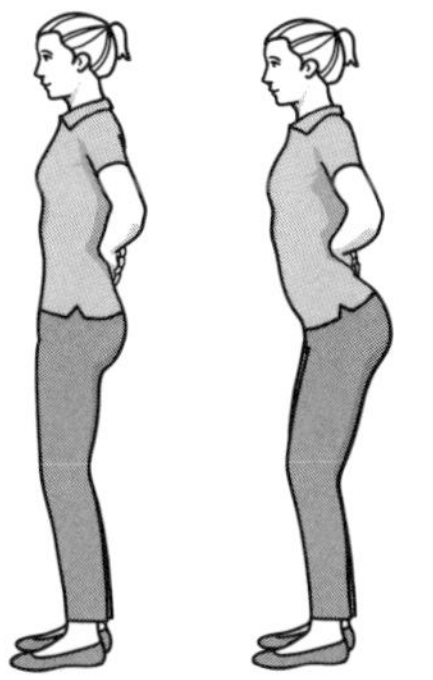

2 Beckenwippe

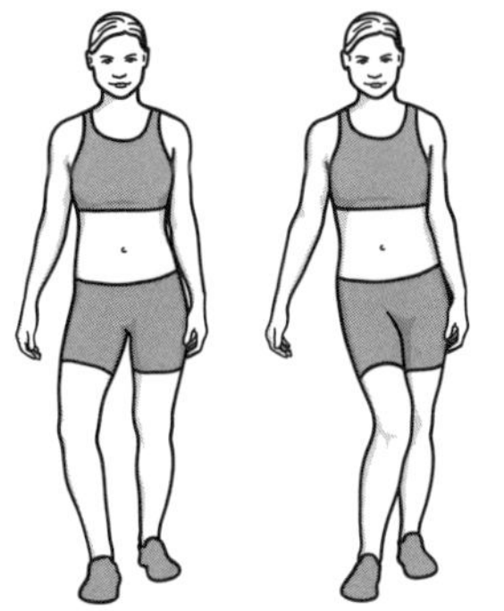

3 Kniekreise

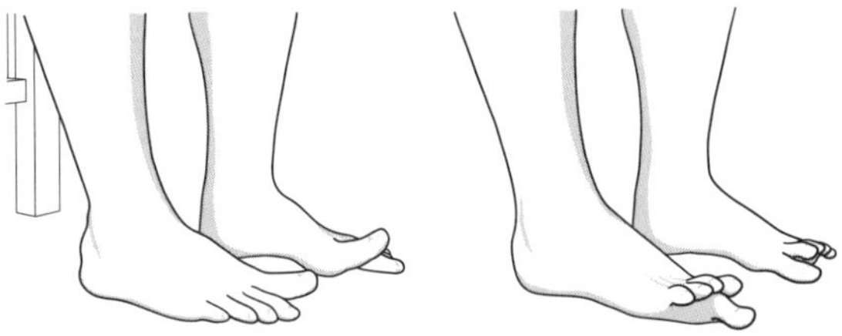

4 Großzehenmobilisation

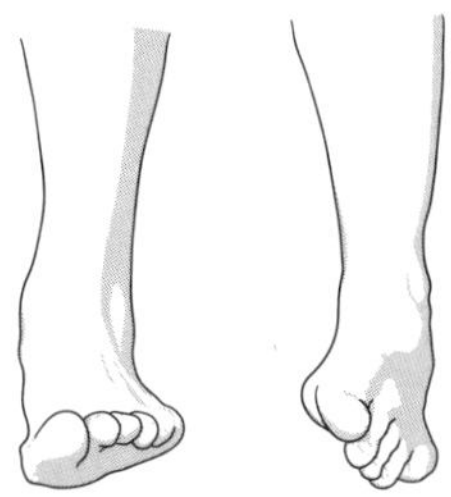

5 Fußkanten-Switch

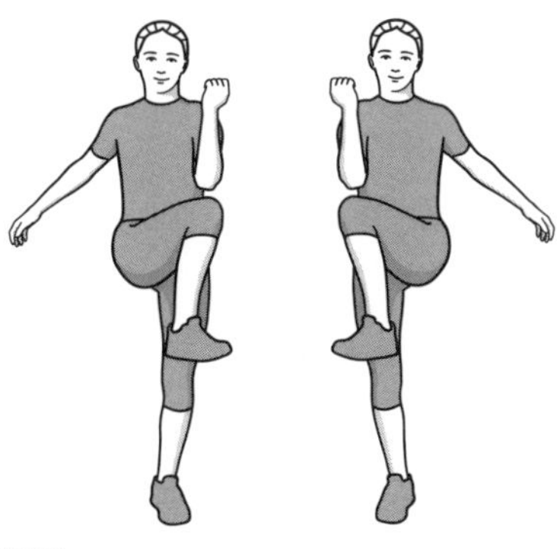

6 Ellenbogen-Knie-Wechsel

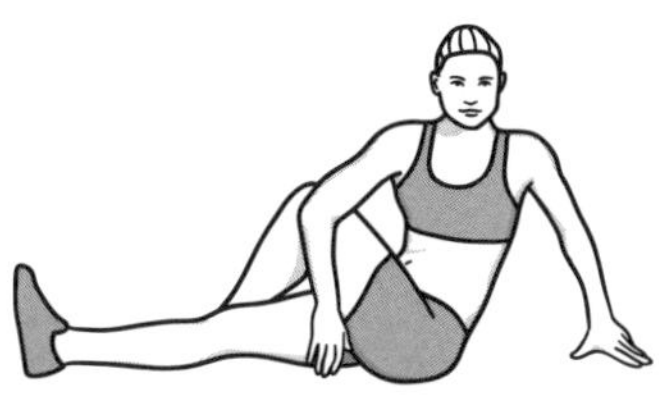

7 Gesäßmobilisation im Drehsitz

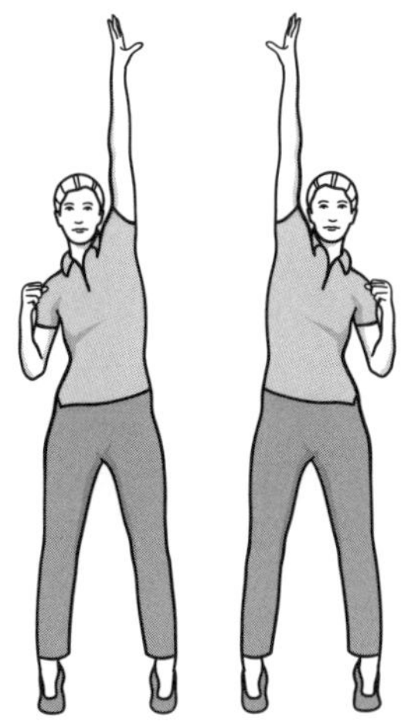

8 Ganzkörperstretch

10 Wieder Boden unter den Füßen – mehr Stabilität und Präsenz durch aktive Fußsensorik

1 2 3

Trainingsdauer: 16 Minuten

Wirkung: Deine Füße sind das Fundament deines Gleichgewichts. Durch eine bewusste Aktivierung der Fußsensorik schärfst du die Verbindung zwischen dem Boden und deinem Gehirn. Du spürst, wie Stabilität, Präsenz und Körperbewusstsein zunehmen.

	Übung	Belastungszeit	Sätze	Satzpause	Intensität	Seite
1	Seufzeratmung	1 Min.	1	–	1	124
2	Großzehenmobilisation	1 Min.	1	–	1	132
3	Fußkanten-Switch	30 Sek. pro Seite	2	30 Sek.	1	133
4	Sprunggelenkkreise	1 Min. pro Seite inkl. Richtungswechsel	2	30 Sek.	1	133
5	Becken- und Oberschenkelmobilisation	1 Min. pro Seite	1	–	1	137
6	Unterschenkelmobilisation	30 Sek. pro Seite	2	30 Sek.	1	137
7	Beckenwippe	30 Sek.	2	30 Sek.	1	131
8	Wippen	1 Min.	1	–	1	135

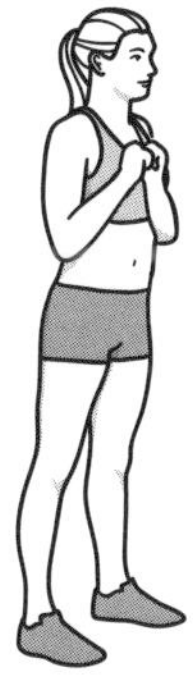

1 Seufzeratmung

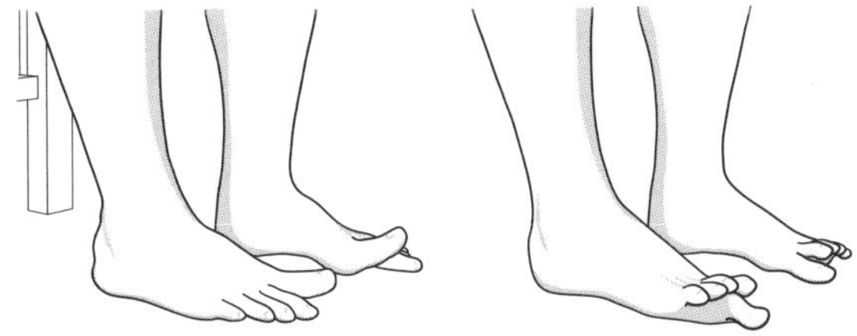

2 Großzehenmobilisation

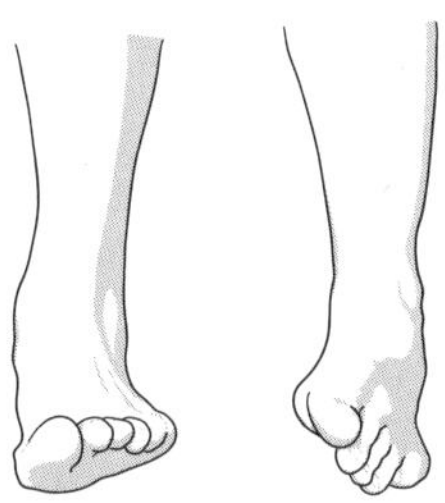

3 Fußkanten-Switch

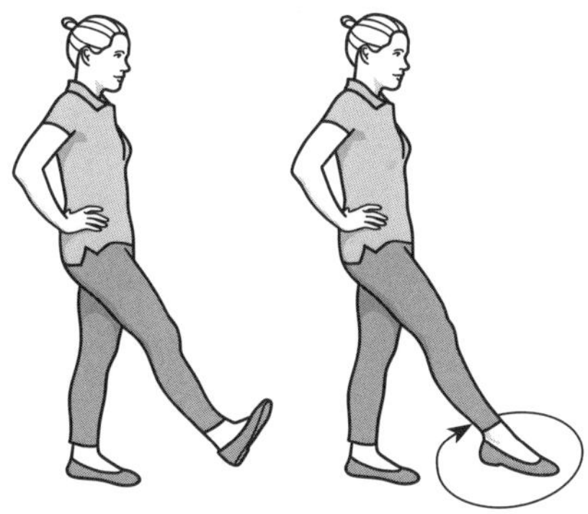

4 Sprunggelenkkreise

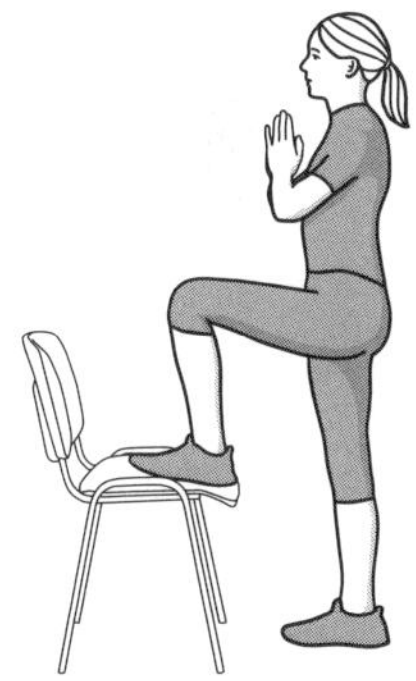

5 Becken- und Oberschenkelmobilisation

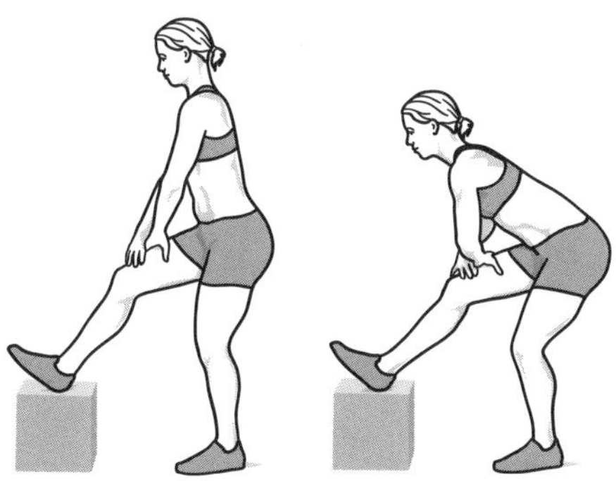

6 Unterschenkelmobilisation

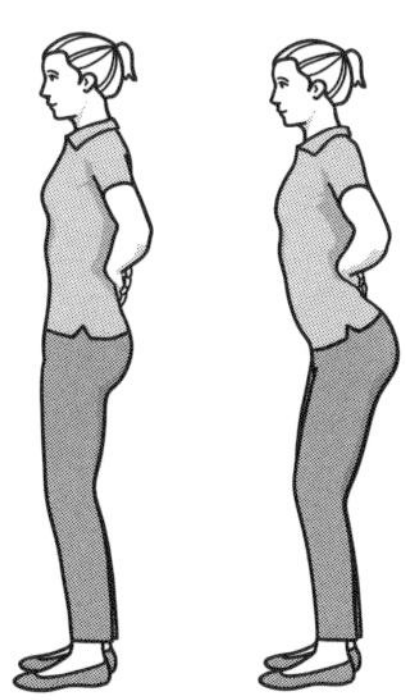

7 Beckenwippe

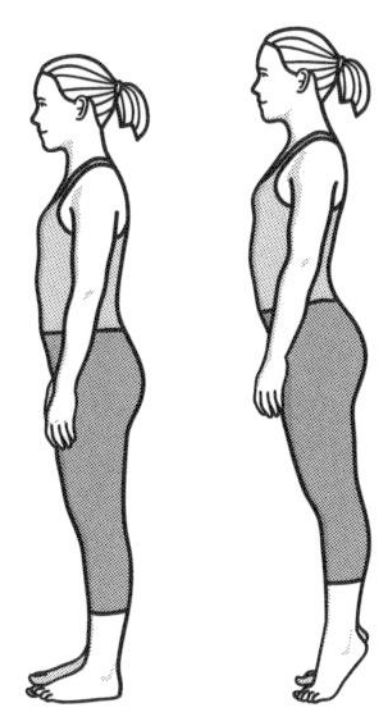

8 Wippen

11 Freie Gelenke, freier Gang – Mobilität im Sprunggelenk für geschmeidiges Gehen

1 **2** 3

Trainingsdauer: 18 Minuten

Wirkung: Wenn die Sprung-, Knie- und Hüftgelenke wieder frei arbeiten, sinkt die Gesamtspannung im Körper. Das Gehirn bekommt klare Bewegungsinformationen, wodurch deine Bewegungen geschmeidiger, kontrollierter und schmerzfreier werden.

	Übung	Belastungszeit	Sätze	Satzpause	Intensität	Seite
1	Sprunggelenkkreise	1 Min. pro Seite inkl. Richtungswechsel	1	–	1	133
2	Kniekreise	1 Min. pro Seite inkl. Richtungswechsel	1	–	1	132
3	Beckenkreise	30 Sek.	2	30 Sek.	1	131
4	Hüftkreise	1 Min. pro Seite inkl. Richtungswechsel	2	30 Sek	1	132
5	Fußkanten-Switch	30 Sek. pro Seite	2	30 Sek.	1	133
6	Unterschenkelmobilisation	30 Sek. pro Seite	2	30 Sek.	1	137
7	Ausfallschritt	30 Sek. im Wechsel	2	30 Sek.	2	141
8	Kniebeuge	30 Sek.	2	30 Sek.	3	140

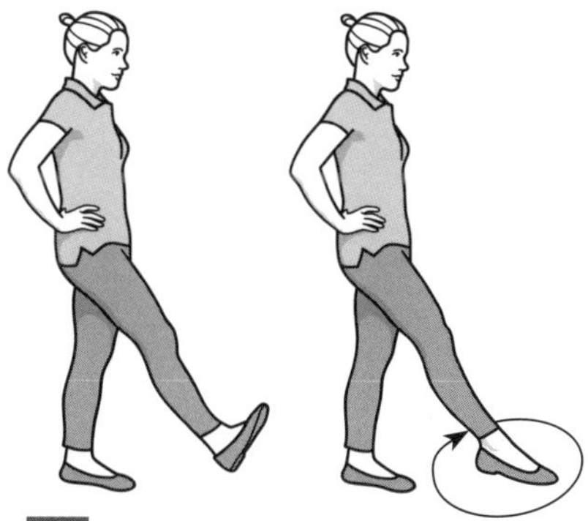

1 Sprunggelenkkreise

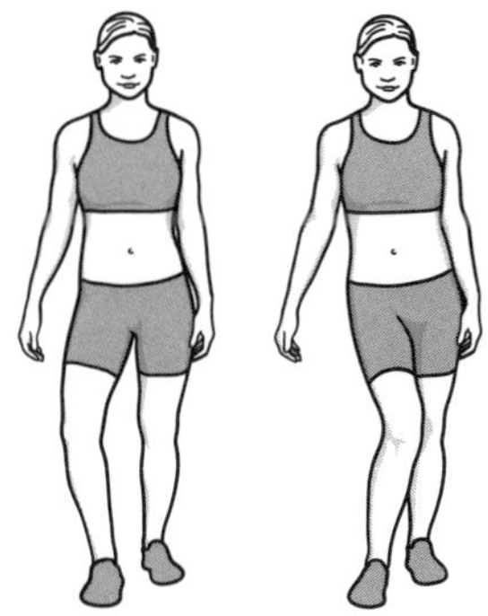

2 Kniekreise

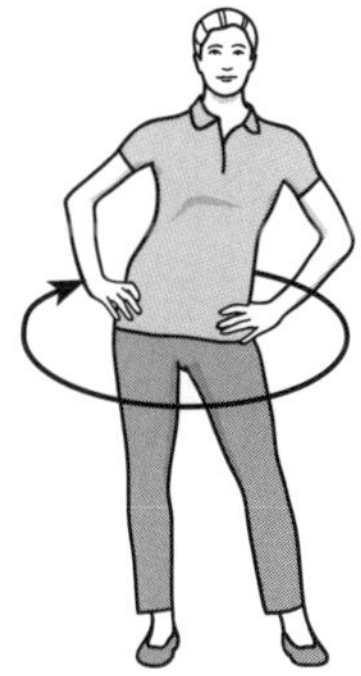

3 Beckenkreise

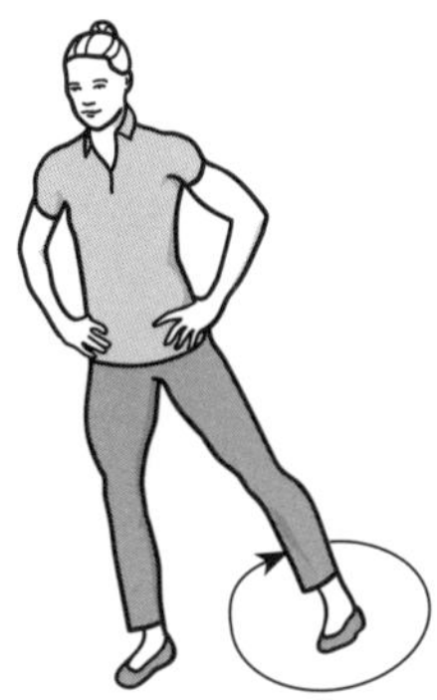

4 Hüftkreise

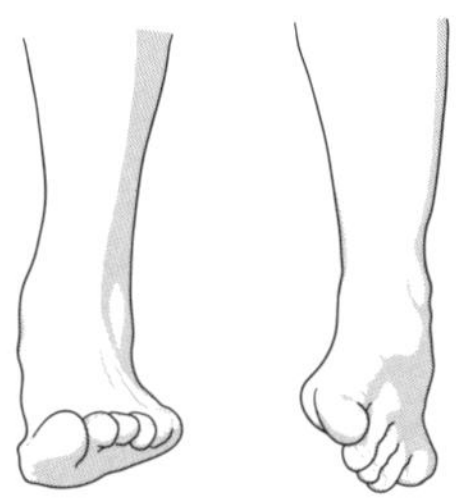

5 Fußkanten-Switch

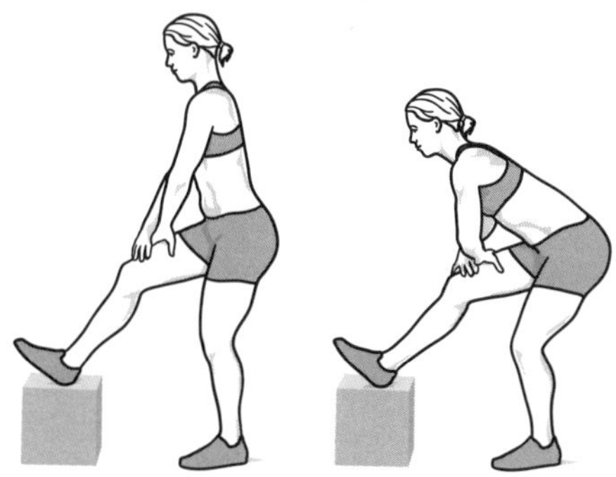

6 Unterschenkelmobilisation

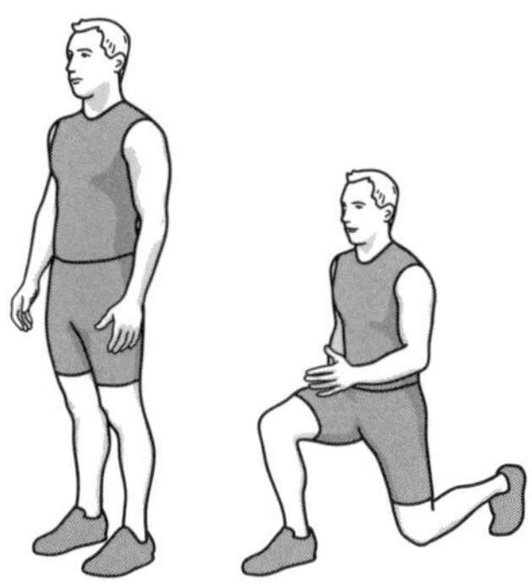

7 Ausfallschritt

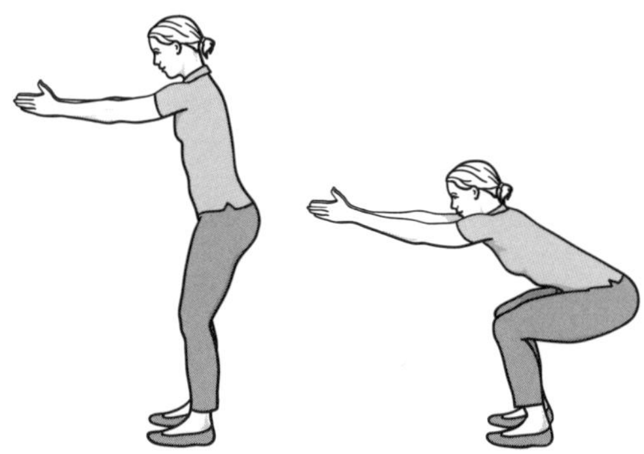

8 Kniebeuge

12 Starke Arme im Alltag – mehr Kraft und Kontrolle beim Heben, Tragen und Halten

1 **2** 3

Trainingsdauer: 15 Minuten

Wirkung: Dieses Workout verbessert die Ansteuerung deiner Schultern und Arme über das Nervensystem. Du lernst, Spannung präzise zu dosieren und Kraft gezielt einzusetzen. Das reduziert die Überlastung im Nacken und stärkt deine funktionale Kraft für den Alltag und das Training.

	Übung	Belastungszeit	Sätze	Satzpause	Intensität	Seite
1	Zwerchfelldehnung	1 Min.	1	–	1	123
2	Schulterkreise	1 Min. pro Seite inkl. Richtungswechsel	2	30 Sek.	30 Sek.	129
3	Handgelenkkreise	30 Sek. pro Seite	1	–	1	133
4	Rumpfrotation mit Armen	1 Min. im Wechsel	1	–	1	130
5	Gegensätzliche Kopf- und Armrotation	1 Min. im Wechsel	2	30 Sek.	2	130
6	Liegestütz	30 Sek.	2	30 Sek.	2	141
7	Schulter-Nacken-Mobilisation	30 Sek. pro Seite	2	30 Sek.	1	137
8	Armmobilisation	30 Sek. pro Seite	1	–	1	134

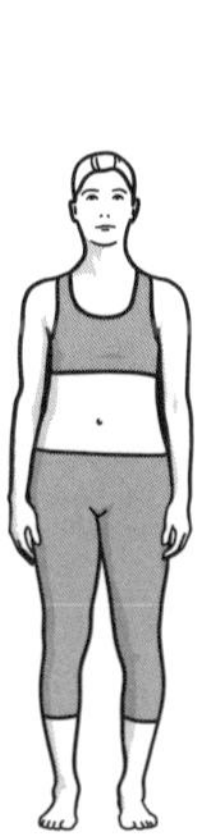

1 Zwerchfelldehnung

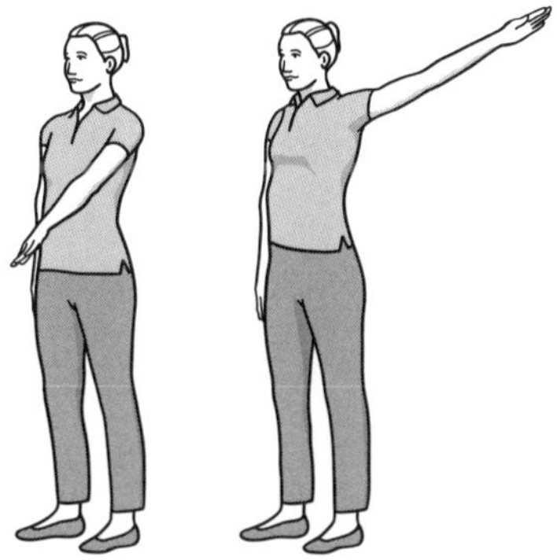

2 Schulterkreise

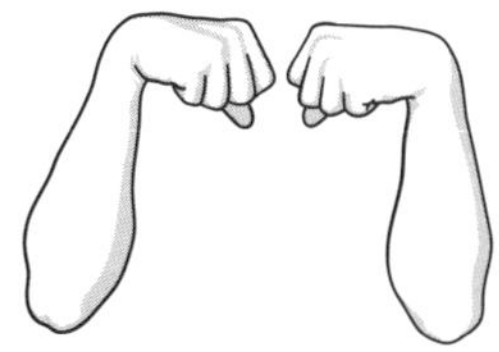

3 Handgelenkkreise

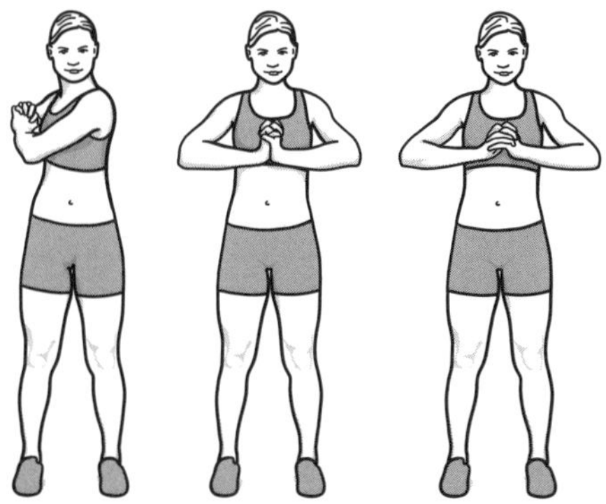

4 Rumpfrotation mit Armen

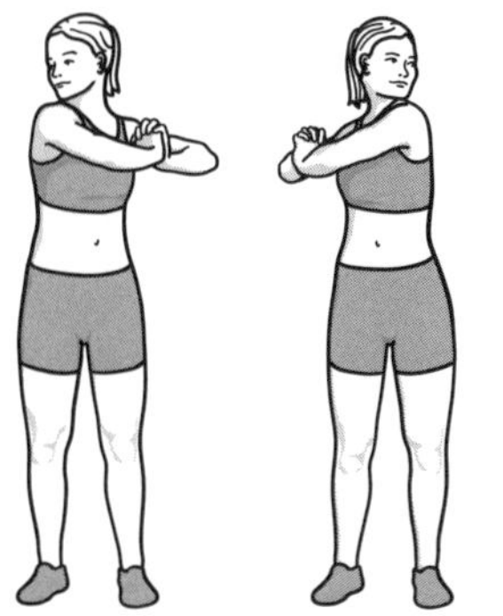

5 Gegensätzliche Kopf- und Armrotation

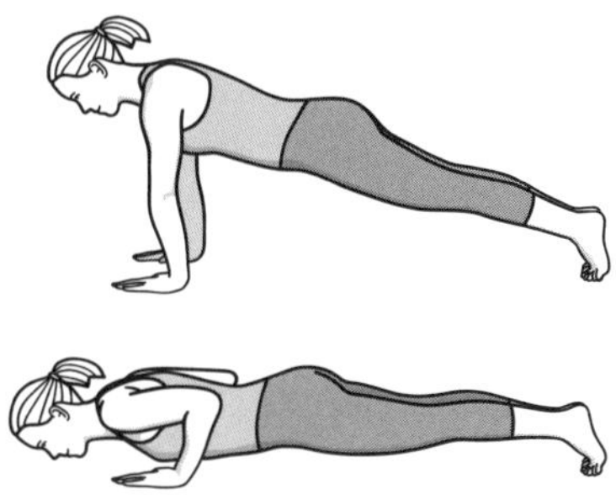

6 Liegestütz

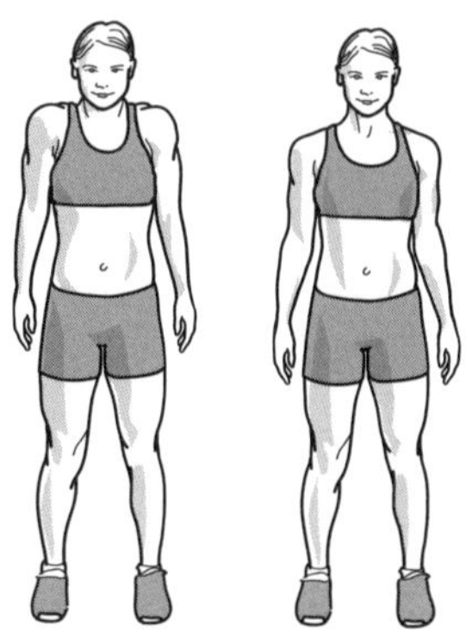

7 Schulter-Nacken-Mobilisation

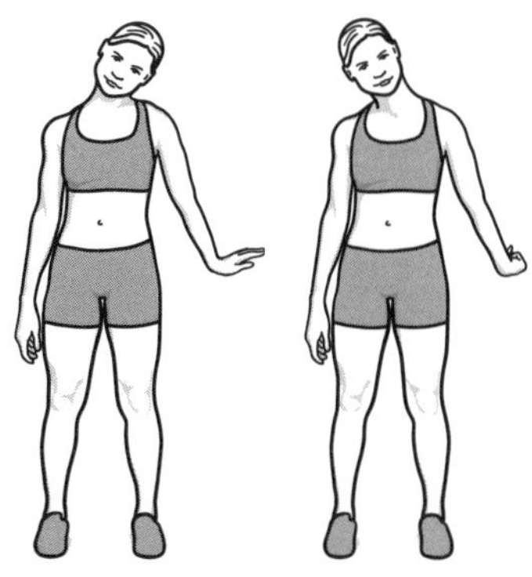

8 Armmobilisation

13 Geschmeidiger Griff – Ellenbogen entspannt und belastbar

1 2 3

Trainingsdauer: 13 Minuten

Wirkung: Über eine feine Mobilisation in Fingern, Handgelenken und Unterarmen reaktivierst du dein sensorisches Feedback. Dein Gehirn erhält klarere Signale aus der Hand, wodurch dein Griff kraftvoller, präziser und gleichzeitig entspannter wird.

	Übung	Belastungszeit	Sätze	Satzpause	Intensität	Seite
1	Seufzeratmung	1 Min.	1	–	1	124
2	Wirbelsäulen-Swing	30 Sek. pro Seite	2	30 Sek.	1	135
3	Fingerkreise	1 Min. pro Seite	1	–	1	134
4	Handgelenkkreise	30 Sek. pro Seite	1	–	1	133
5	Schulterkreise	1 Min. pro Seite inkl. Richtungswechsel	1	–	1	129
6	Armmobilisation	30 Sek. pro Seite	1	–	1	134
7	Nackenmobilisation	30 Sek. pro Seite	2	30 Sek.	1	134
8	Kopfrotation mit Widerstand	1 Min. im Wechsel	1	–	1	130

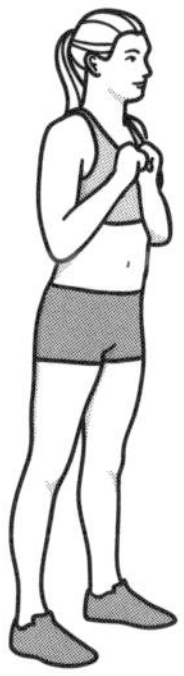

1 Seufzeratmung

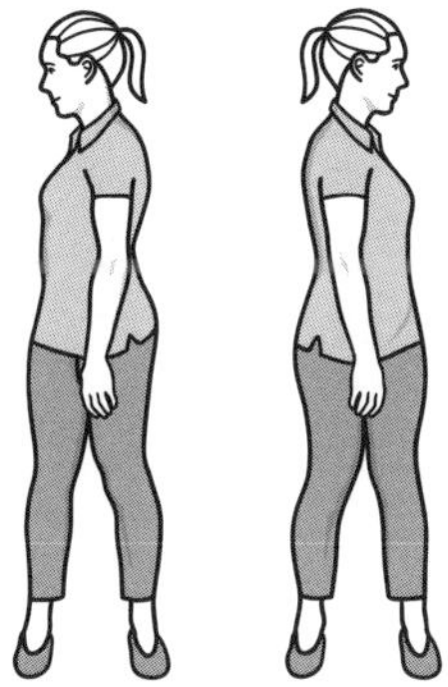

2 Wirbelsäulen-Swing

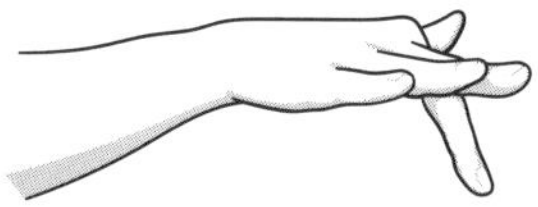

3 Fingerkreise

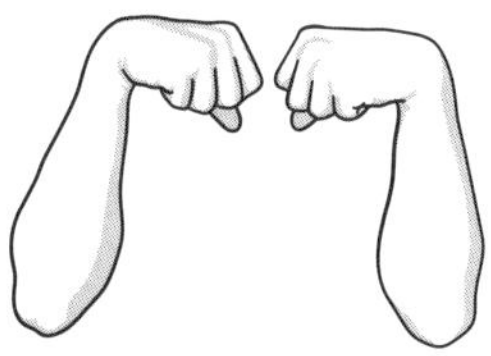

4 Handgelenkkreise

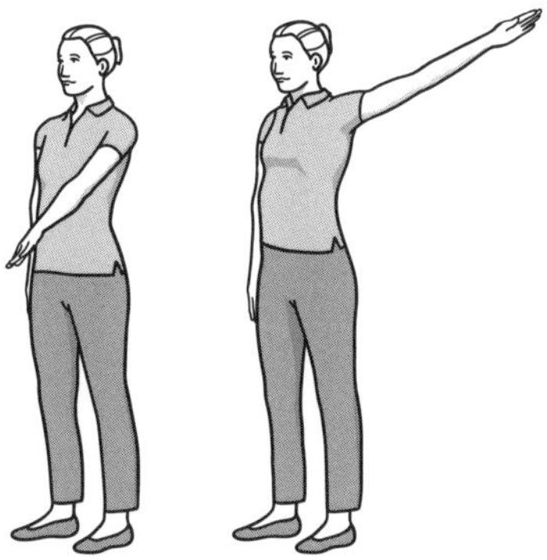

5 Schulterkreise

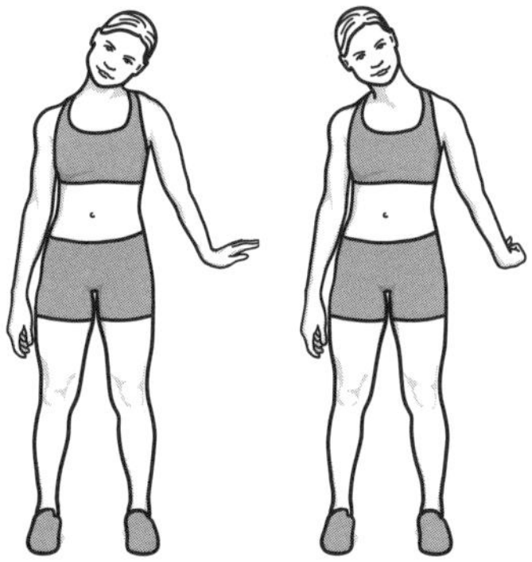

6 Armmobilisation

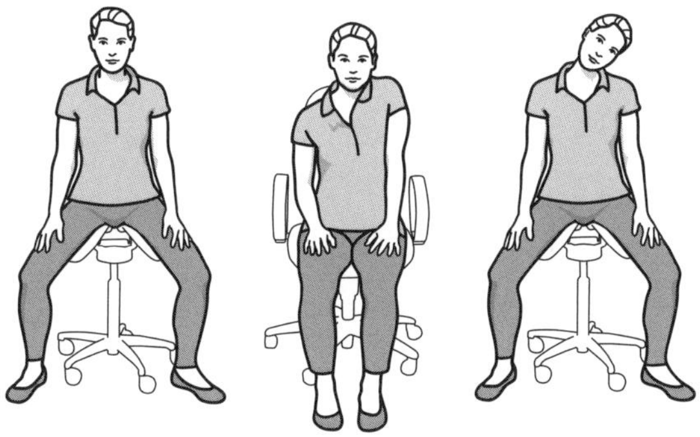

7 Nackenmobilisation

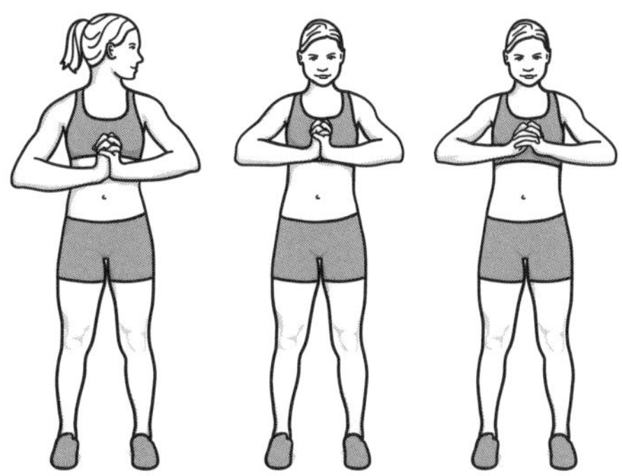

8 Kopfrotation mit Widerstand

14 Zugreifen mit Gefühl – Stabilität und Koordination für präzise Handbewegungen

1 2 3

Trainingsdauer: 15 Minuten

Wirkung: Hier verbesserst du die neuronale Steuerung deiner Handbewegungen. Das Zusammenspiel von Wahrnehmung, Kraft und Kontrolle wird neu kalibriert. Du lernst, gezielt zu greifen, zu halten und zu entspannen, was deine gesunden Hand- und Nackenfunktionen unterstützt.

	Übung	Belastungszeit	Sätze	Satzpause	Intensität	Seite
1	Armmobilisation	30 Sek. pro Seite	1	–	1	134
2	Fingerkreise	1 Min. pro Seite	1	–	1	134
3	Handgelenkkreise	30 Sek. pro Seite	1	–	1	133
4	Schulterkreise	1 Min. pro Seite inkl. Richtungswechsel	2	30 Sek.	30 Sek.	129
5	Kombinierte Nackenrotation	1 Min. im Wechsel	2	30 Sek.	1	127
6	Kombinierte Nacken-beugung und -streckung	30 Sek. im Wechsel	2	30 Sek.	1	128
7	Halswirbelsäulen-Seitneige	30 Sek. im Wechsel	2	30 Sek.	1	135
8	Rumpfrotation mit Armen	1 Min. im Wechsel	1	–	1	130

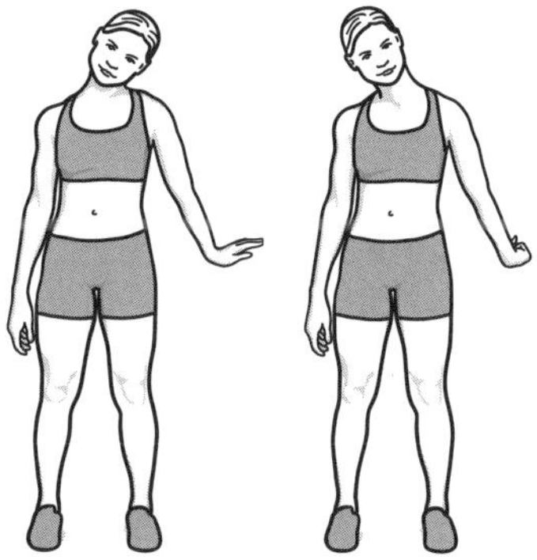

1 Armmobilisation

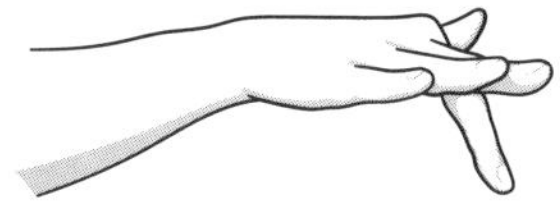

2 Fingerkreise

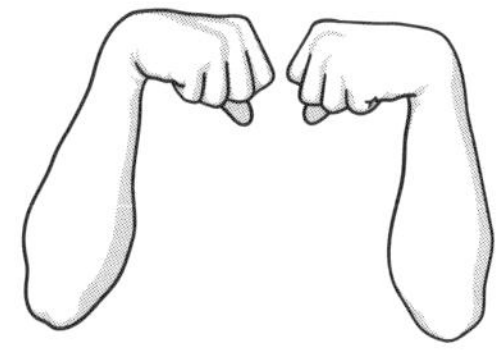

3 Handgelenkkreise

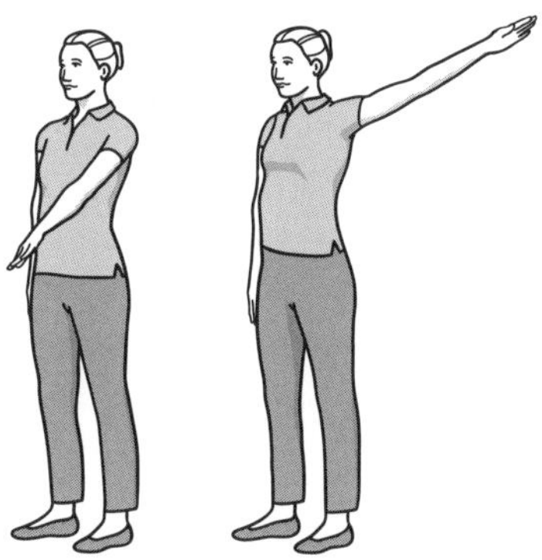

4 Schulterkreise

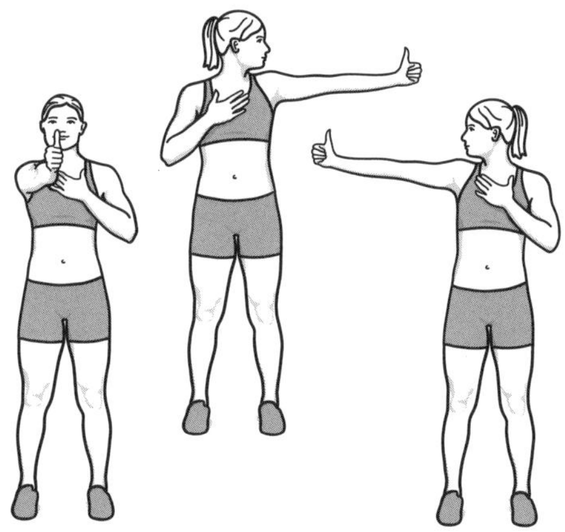

5 Kombinierte Nackenrotation

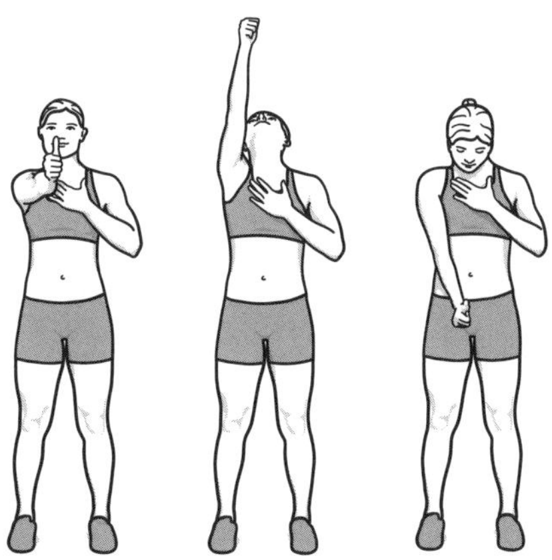

6 Kombinierte Nackenbeugung und -streckung

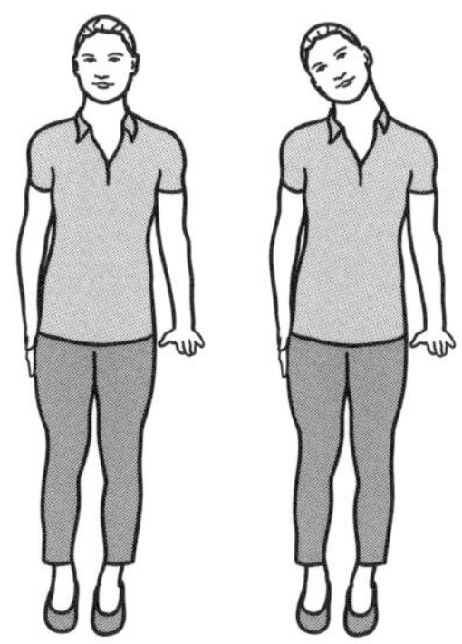

7 Halswirbelsäulen-Seitneige

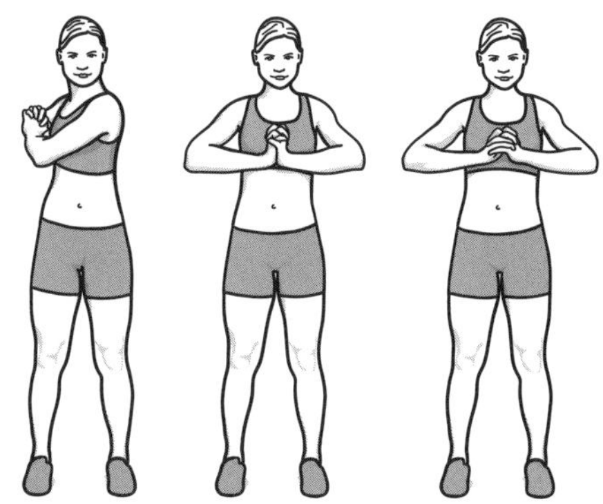

8 Rumpfrotation mit Armen

15 In Bewegung kommen – fließender bewegen durch Rhythmus und diagonale Ansteuerung

1 2 3

Trainingsdauer: 12 Minuten

Wirkung: Diagonale Bewegungsmuster fördern die Zusammenarbeit beider Gehirnhälften. Du verknüpfst Atmung, Rhythmus und Koordination. Das kann deinen Bewegungsfluss verbessern und deine Konzentration sowie mentale Präsenz unterstützen.

	Übung	Belastungszeit	Sätze	Satzpause	Intensität	Seite
1	Leiteratmung	1 Min.	1	–	1	123
2	Zungenkreise	30 Sek. pro Richtung	1	–	1	136
3	Wirbelsäulenbeugung und -streckung	1 Min.	2	30 Sek.	1	129
4	Ellenbogen-Knie-Wechsel	1 Min.	1	–	1	136
5	Seitliche Rippenatmung	1 Min. pro Seite	1	–	1	124
6	Wirbelsäulen-Swing	30 Sek. pro Seite	2	30 Sek.	1	135
7	Wippen	1 Min.	1	–	1	135
8	Vorwärts- und Rückwärtslaufen	1 Min.	1	–	2	128

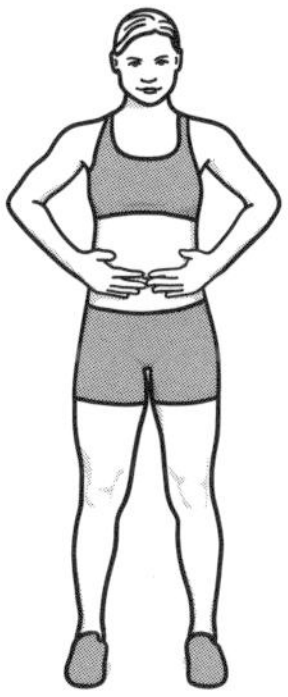

1 Leiteratmung

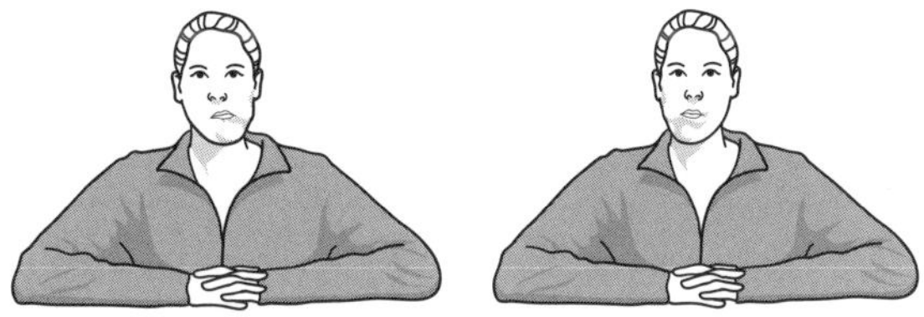

2 Zungenkreise

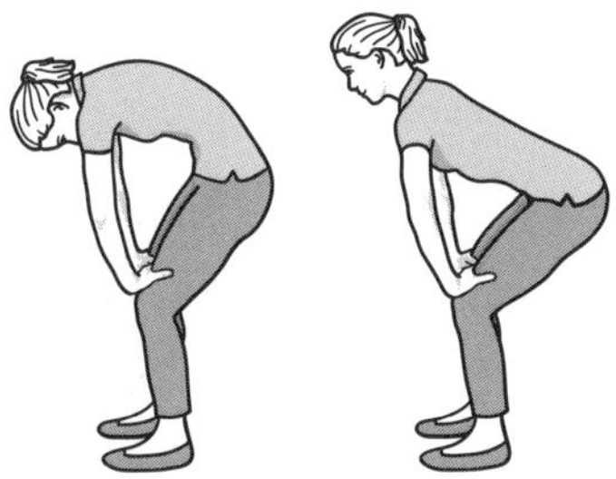

3 Wirbelsäulenbeugung und -streckung

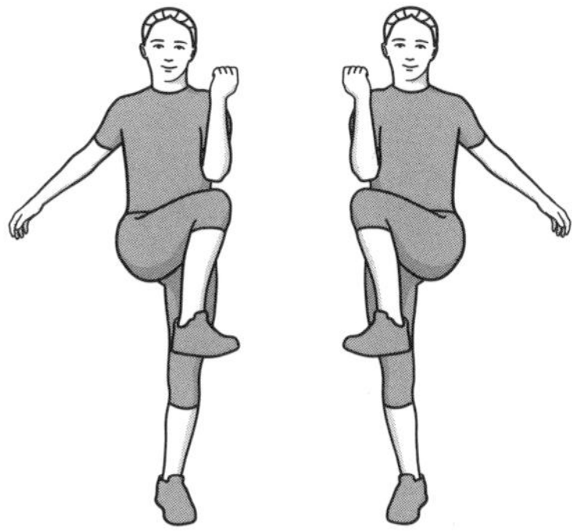

4 Ellenbogen-Knie-Wechsel

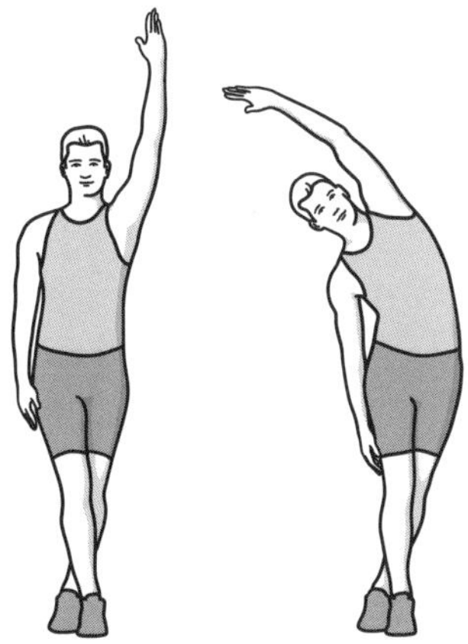

5 Seitliche Rippenatmung

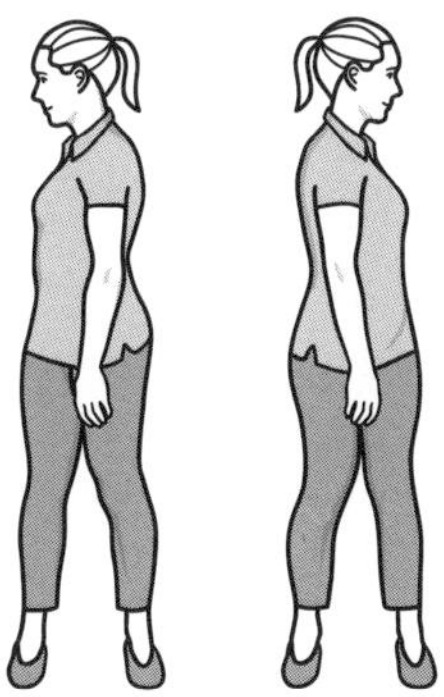

6 Wirbelsäulen-Swing

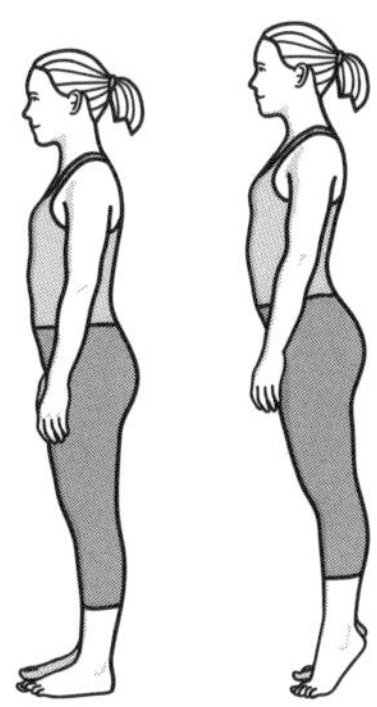

7 Wippen

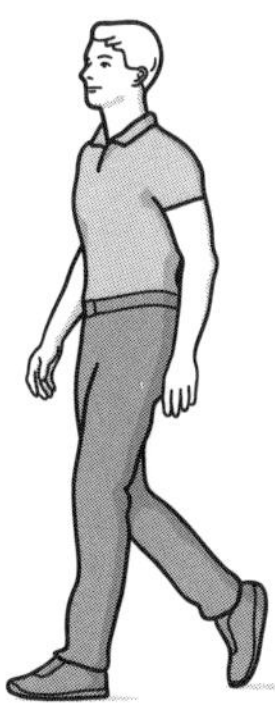

8 Vorwärts- und Rückwärtslaufen

16 Fester Stand, freier Blick – Gleichgewicht verbessern im Alltag

1 2 3

Trainingsdauer: 10 Minuten

Wirkung: Visuelle und vestibuläre Impulse fördern dein Gleichgewicht. Du trainierst dein Gehirn, sich schneller und sicherer im Raum zu orientieren. Dadurch stehst du stabiler und bewegst dich selbstbewusster.

	Übung	Belastungszeit	Sätze	Satzpause	Intensität	Seite
1	Seufzeratmung	1 Min.	1	–	1	124
2	Blickstabilisierung	1 Min.	1	–	1	126
3	Blicksprünge nah und fern	30 Sek.	2	30 Sek.	1	125
4	Ja-Sager	30 Sek.	2	30 Sek.	1	127
5	Nein-Sager	30 Sek.	2	30 Sek.	1	127
6	Kombinierte Nackenbeugung und -streckung	30 Sek.	2	30 Sek.	2	128
7	Wirbelsäulenbeugung und -streckung	1 Min.	1	–	1	129
8	Seufzeratmung	1 Min.	1	–	1	124

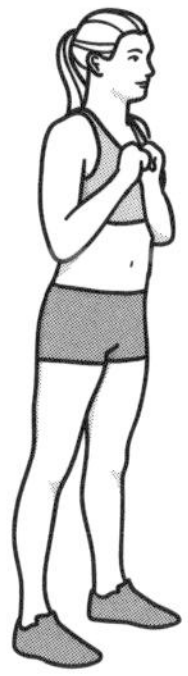

1 Seufzeratmung

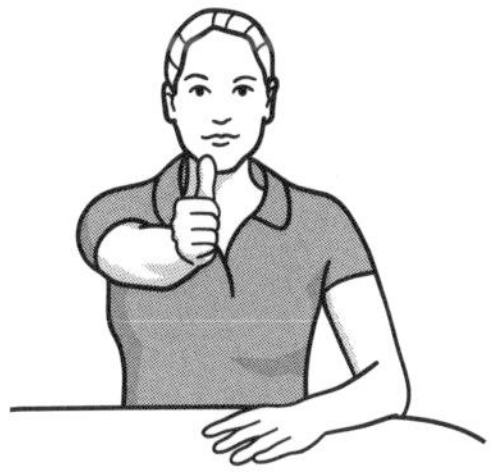

2 Blickstabilisierung

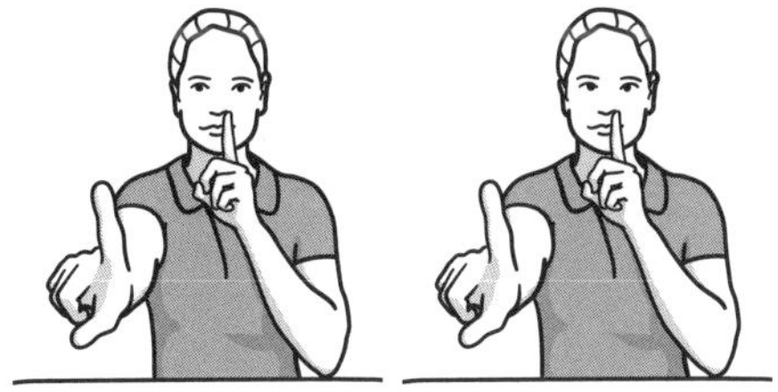

3 Blicksprünge nah und fern

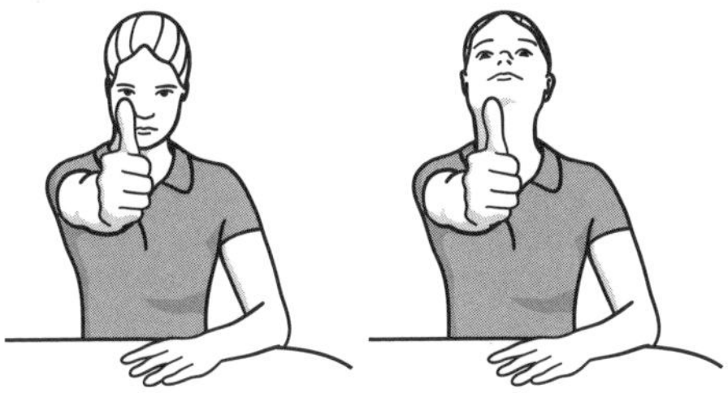

4 Ja-Sager

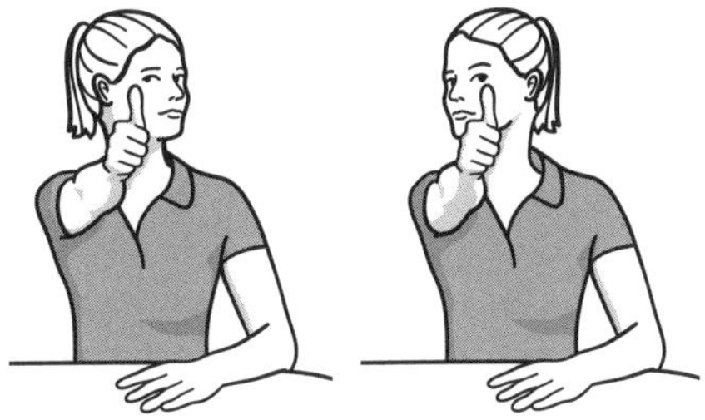

5 Nein-Sager

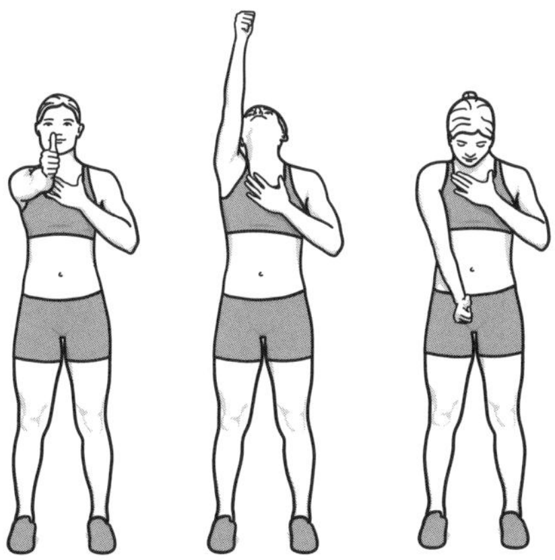

6 Kombinierte Nackenbeugung und -streckung

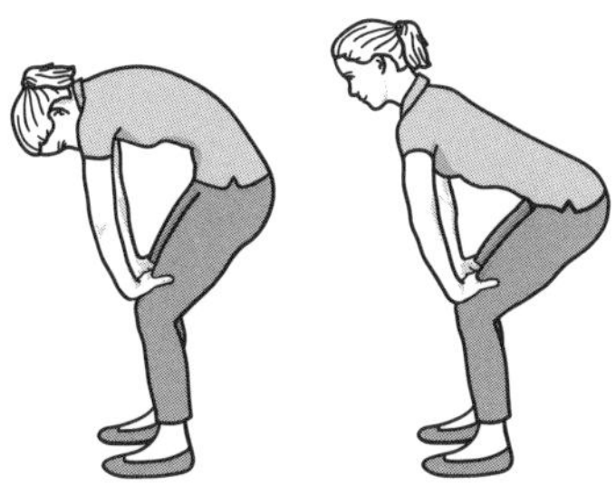

7 Wirbelsäulenbeugung und -streckung

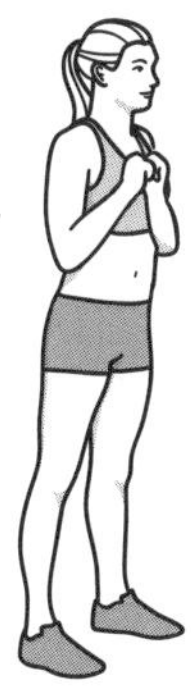

8 Seufzeratmung

17 Mehr Klarheit im Kopf – Reizflut reduzieren und Fokus zurückholen über das Nervensystem

1 2 3

Trainingsdauer: 7 Minuten

Wirkung: Gezielte Atem-, Augen- und Hörreize senken die neuronale Übererregung. Du reduzierst die Reizflut und förderst die Regulation deines Nervensystems. Das Resultat: ein klarer Kopf, ein ruhiger Geist und fokussierte Aufmerksamkeit.

	Übung	Belastungszeit	Sätze	Satzpause	Intensität	Seite
1	Seufzeratmung	1 Min.	1	–	1	124
2	Palming	2 Min.	1	–	1	125
3	Augenmassage	1 Min.	1	–	1	126
4	Wippen	1 Min.	1	–	1	135
5	Summen	1 Min.	1	–	1	135
6	Zwerchfelldehnung	1 Min.	1	–	1	123

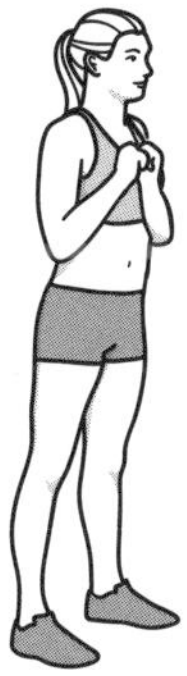

1 Seufzeratmung

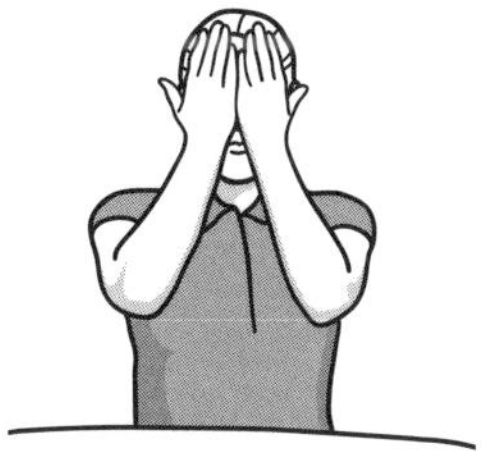

2 Palming

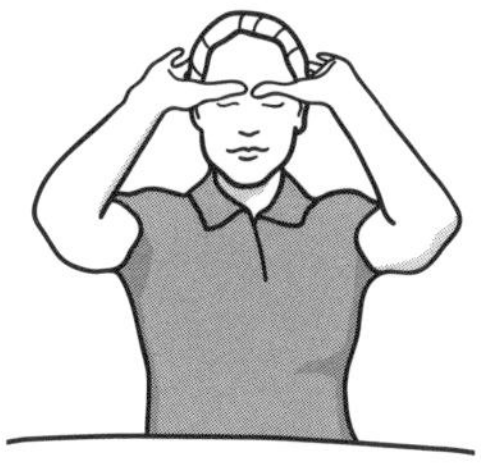

3 Augenmassage

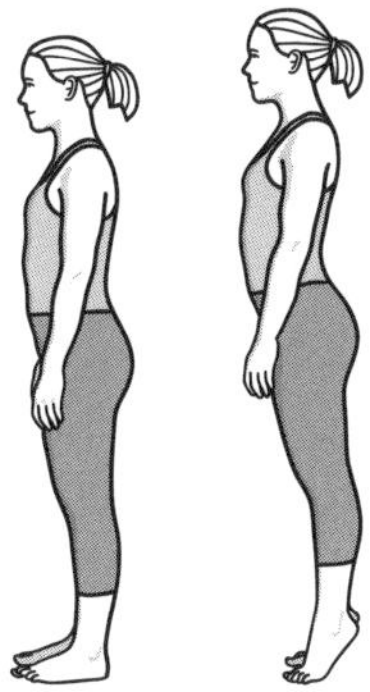

4 Wippen

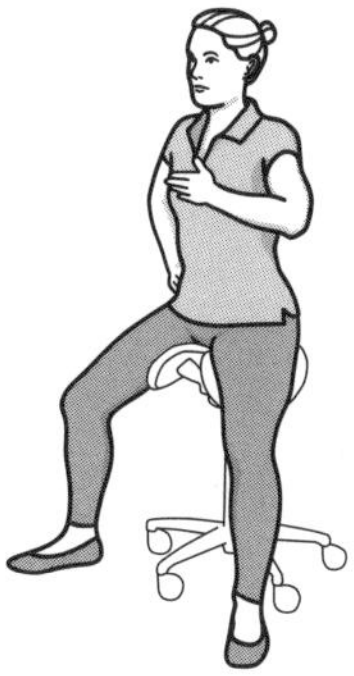

5 Summen

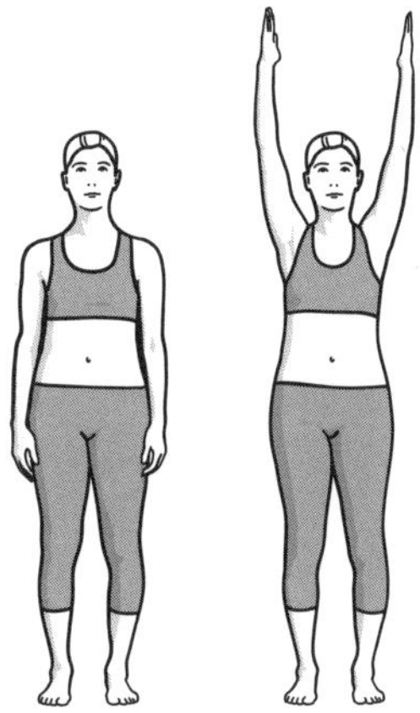

6 Zwerchfelldehnung

18 Sicher gehen und sich frei fühlen – Bodyscan für mehr Sicherheit beim Gehen

1 **2** 3

Trainingsdauer: 10 Minuten
Wirkung: Dieses Training stärkt dein Bewegungsbewusstsein. Dein Gehirn lernt, jeden Schritt präziser zu steuern. Du bewegst dich sicherer und bekommst das Gefühl, im eigenen Körper wieder zu Hause zu sein.

	Übung	Belastungszeit	Sätze	Satzpause	Intensität	Seite
1	Leiteratmung	1 Min.	1	–	1	123
2	Wippen	1 Min.	1	–	1	135
3	Ellenbogen-Knie-Wechsel	1 Min.	1	–	1	136
4	Vorwärts- und Rückwärtslaufen	1 Min.	1	–	2	128
5	Ausfallschritt	30 Sek. im Wechsel	2	30 Sek.	2	141
6	Seitlicher Ausfallschritt	30 Sek. im Wechsel	2	30 Sek.	2	141
7	Ganzkörperstretch	1 Min. im Wechsel	1	–	1	137
8	Zwerchfelldehnung	2 Min.	1	–	1	123

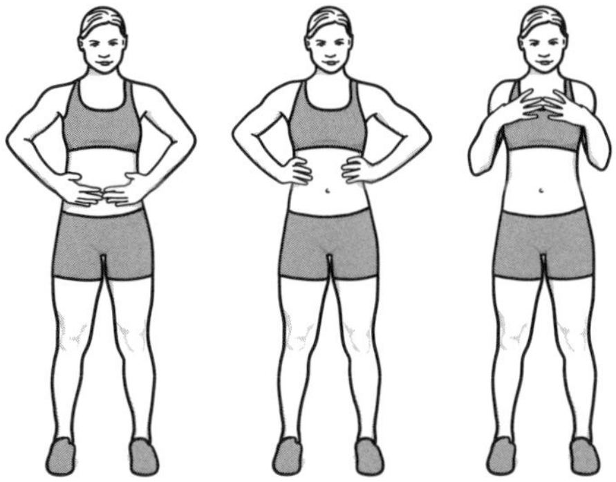

1 Leiteratmung

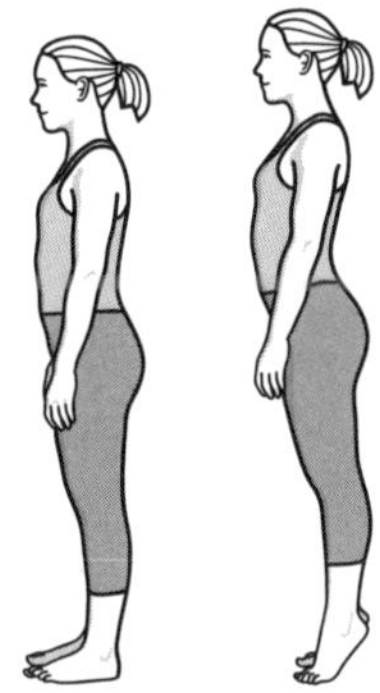

2 Wippen

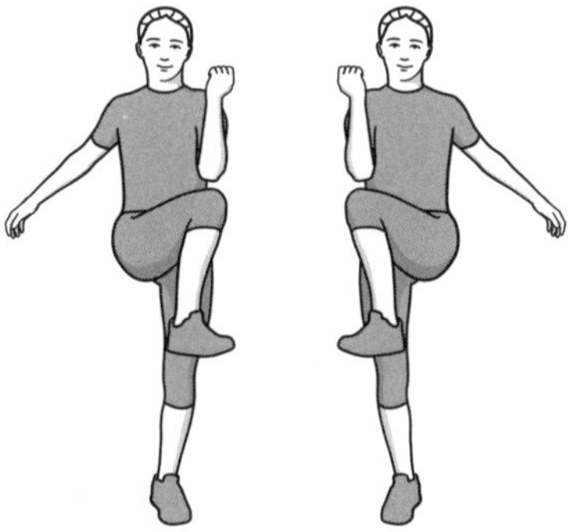

3 Ellenbogen-Knie-Wechsel

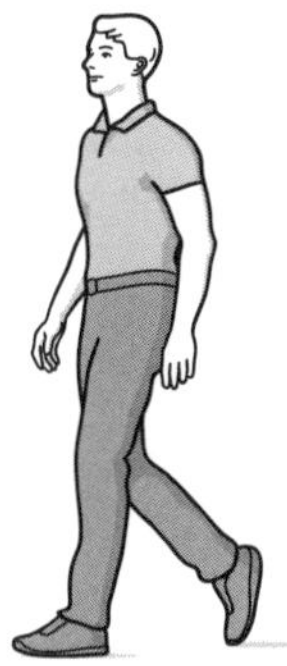

4 Vorwärts- und Rückwärtslaufen

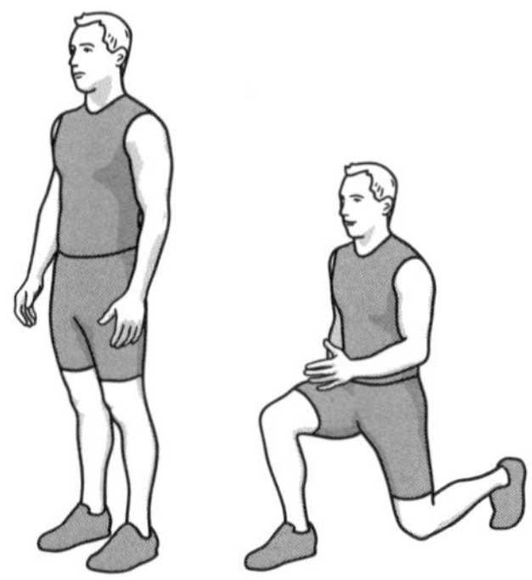

5 Ausfallschritt

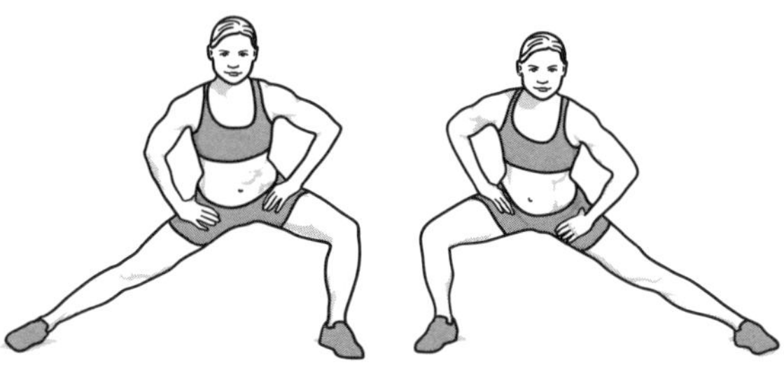

6 Seitlicher Ausfallschritt

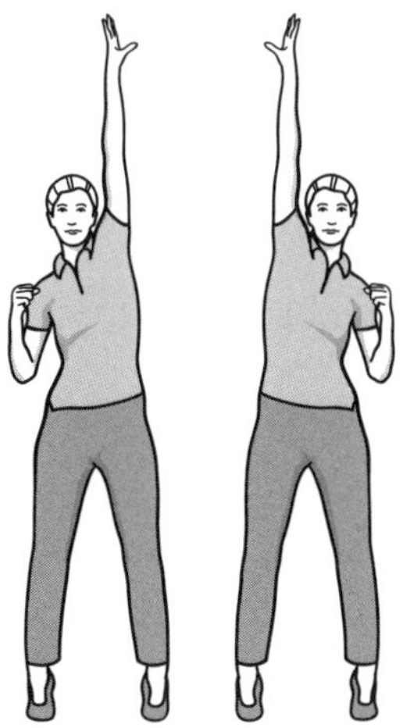

7 Ganzkörperstretch

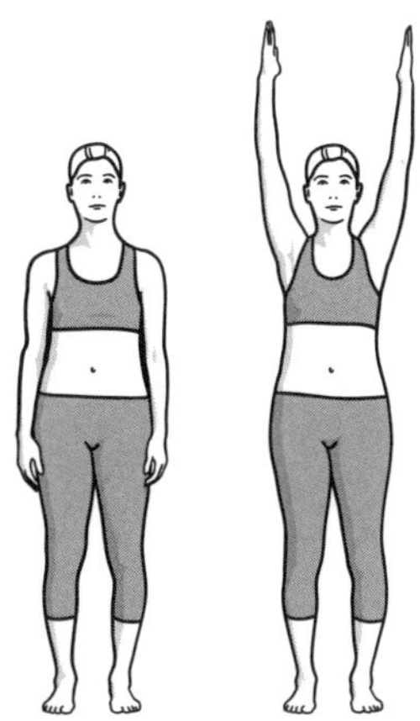

8 Zwerchfelldehnung

19 Entspannt vom Mund bis zum Nacken – Zunge und Kiefer lösen

1 2 3

Trainingsdauer: 13 Minuten

Wirkung: Über die Zungen- und Kiefermuskulatur erreichst du eine tiefe Entspannung im gesamten Hals- und Kopfbereich. Dein Gehirn nimmt diese Entlastung wahr und reduziert die Schutzspannung, sodass der Atem freier fließt und der Kopf sich leichter anfühlt.

	Übung	Belastungszeit	Sätze	Satzpause	Intensität	Seite
1	Zungenkreise	30 Sek. pro Richtung	1	–	1	136
2	Kieferkreise	30 Sek. pro Richtung	1	–	1	136
3	Nackenmobilisation	30 Sek. pro Seite	2	30 Sek.	1	134
4	Halswirbelsäulen-Seitneige	30 Sek. pro Seite	2	30 Sek.	1	135
5	Kopfrotation mit Widerstand	1 Min. im Wechsel	1	–	1	130
6	Kombinierte Nackenrotation	1 Min. im Wechsel	2	30 Sek.	1	127
7	Kombinierte Nackenbeugung und -streckung	30 Sek. im Wechsel	2	30 Sek.	1	128
8	Seufzeratmung	1 Min.	1	–	1	124

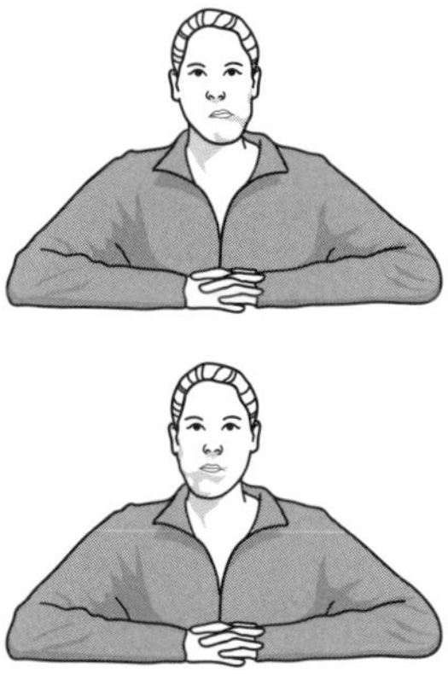

1 Zungenkreise

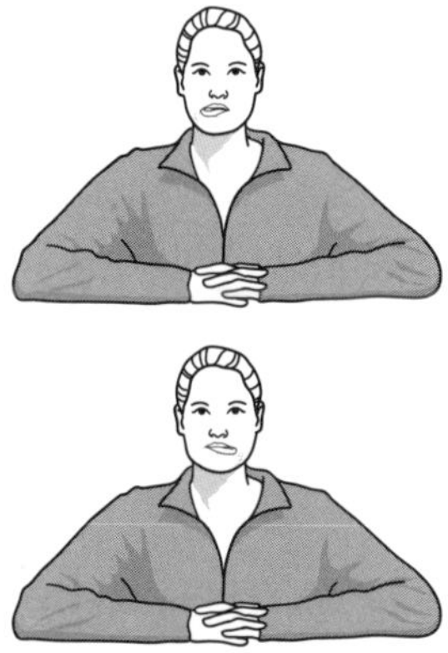

2 Kieferkreise

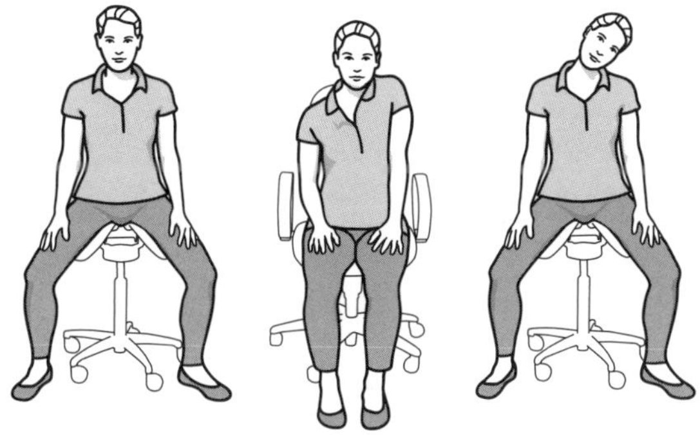

3 Nackenmobilisation

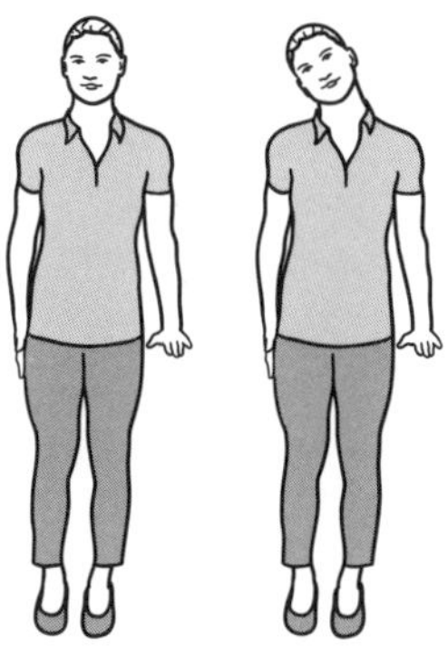

4 Halswirbelsäulen-
Seitneige

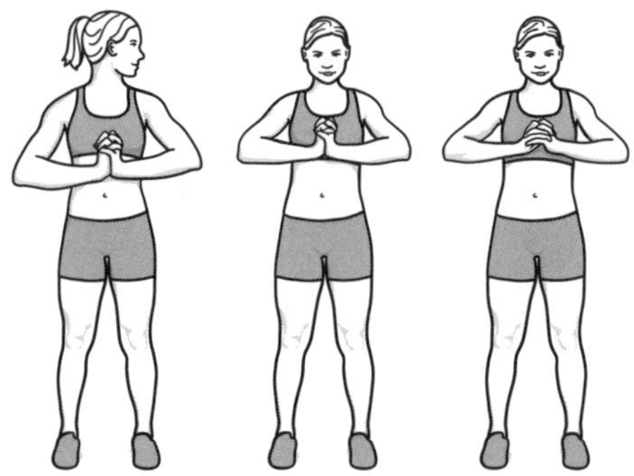

5 Kopfrotation mit Widerstand

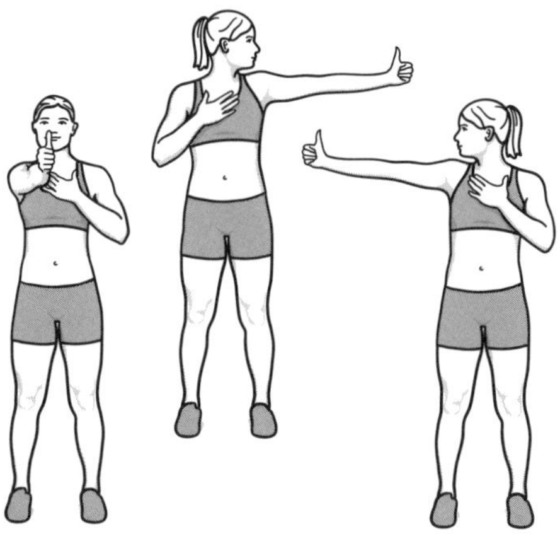

6 Kombinierte Nackenrotation

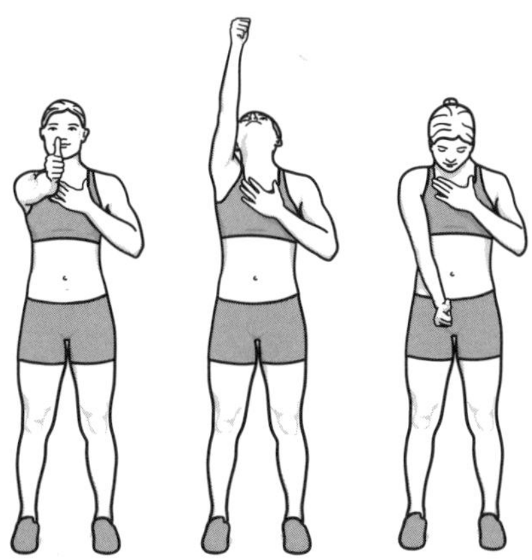

7 Kombinierte Nackenbeugung und -streckung

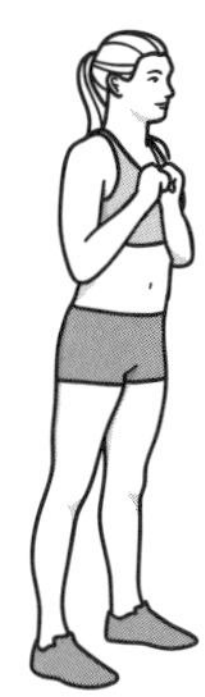

8 Seufzeratmung

20 Kurz bewegen, klar denken – Reset am Schreibtisch für Konzentration und Haltung

1 2 3

Trainingsdauer: 11 Minuten
Wirkung: Kleine, gezielte Bewegungen setzen neue Reize für dein Nervensystem. Sie können die Durchblutung anregen, die Wahrnehmung verbessern und eine aufrechte Haltung unterstützen. So kannst du dich frischer, konzentrierter und stabiler fühlen.

	Übung	Belastungszeit	Sätze	Satzpause	Intensität	Seite
1	Seufzeratmung	1 Min.	1	–	1	124
2	Blicksprünge nah und fern	30 Sek.	2	30 Sek	1	125
3	Ja-Sager	30 Sek.	2	30 Sek.	1	127
4	Nein-Sager	30 Sek.	2	30 Sek.	1	127
5	Kopfrotation mit Widerstand	1 Min. im Wechsel	1	–	1	130
6	Rumpfrotation mit Armen	1 Min. im Wechsel	1	–	1	130
7	Wirbelsäulen-Swing	30 Sek. pro Seite	2	30 Sek.	1	135
8	Zwerchfelldehnung	1 Min.	1	–	1	123

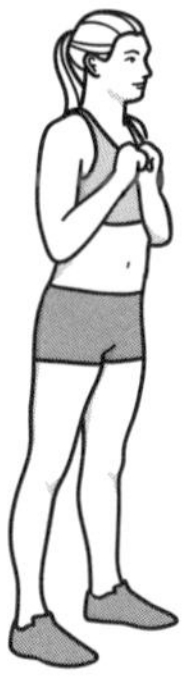

1 Seufzeratmung

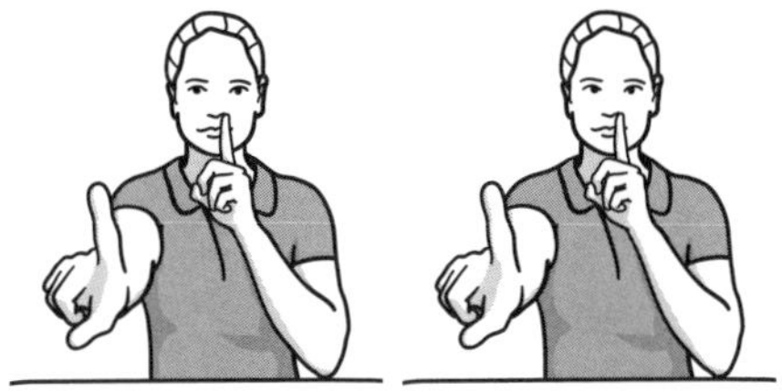

2 Blicksprünge nah und fern

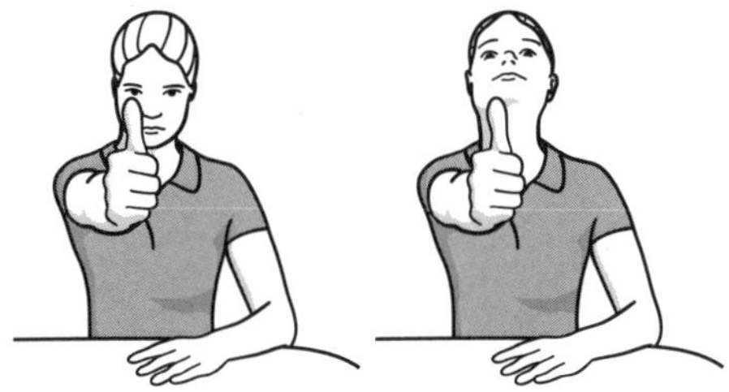

3 Ja-Sager

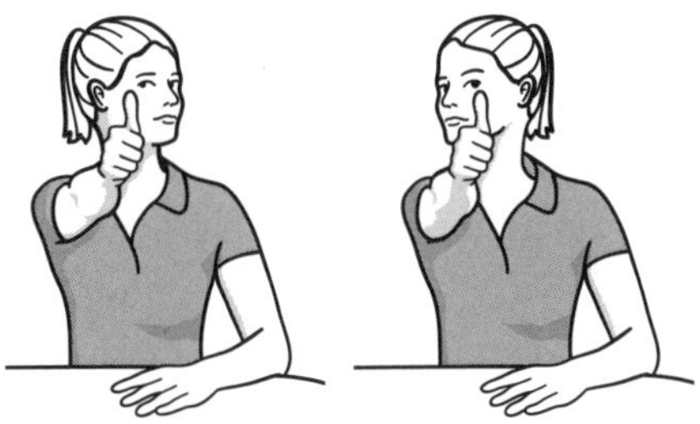

4 Nein-Sager

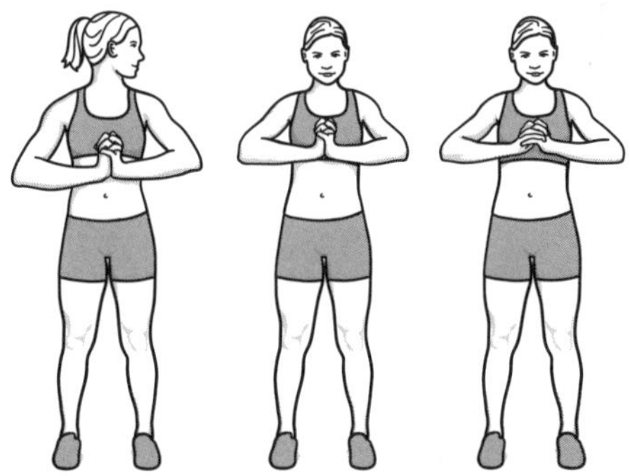

5 Kopfrotation mit Widerstand

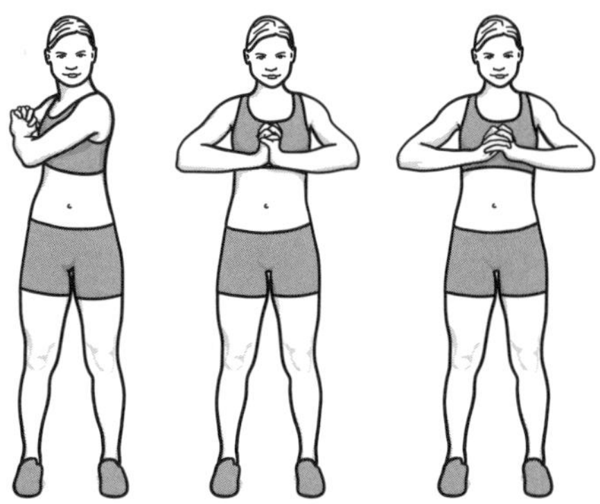

6 Rumpfrotation mit Armen

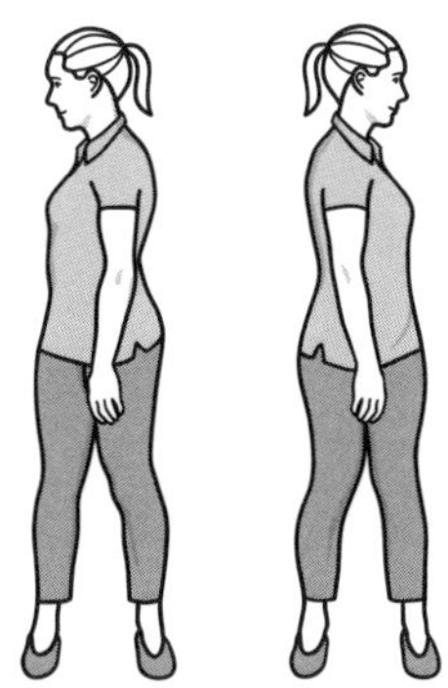

7 Wirbelsäulen-Swing

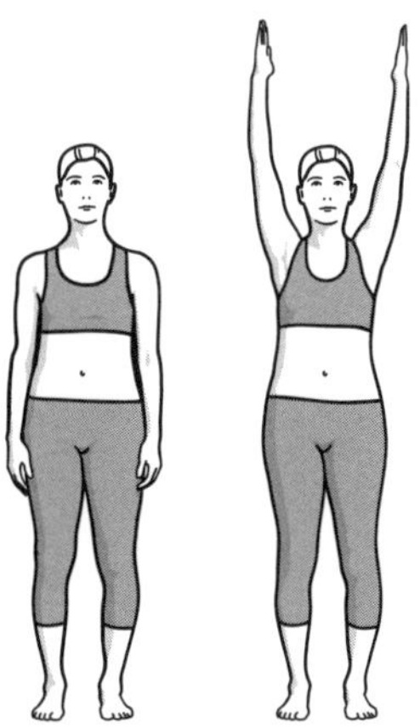

8 Zwerchfelldehnung

21 Augen entspannen und abschalten – den Blick weiten und die Sehfähigkeit optimieren

1 2 3

Trainingsdauer: 10 Minuten

Wirkung: Du trainierst deine Augenmuskulatur in alle Richtungen und verbesserst die visuelle Verarbeitung im Gehirn. Dadurch senkst du Spannungen in Nacken und Stirn und unterstützt deine geistige Regeneration.

	Übung	Belastungszeit	Sätze	Satzpause	Intensität	Seite
1	Seufzeratmung	1 Min.	1	–	1	124
2	Palming	2 Min.	1	–	1	125
3	Blickstabilisierung	30 Sek.	2	30 Sek.	1	126
4	Blicksprünge nah und fern	30 Sek.	2	30 Sek.	1	125
5	Augenfolgebewegung oben und unten	30 Sek.	2	30 Sek.	1	126
6	Augenfolgebewegung rechts und links	30 Sek.	2	30 Sek.	1	126
7	Summen	1 Min.	1	–	1	135

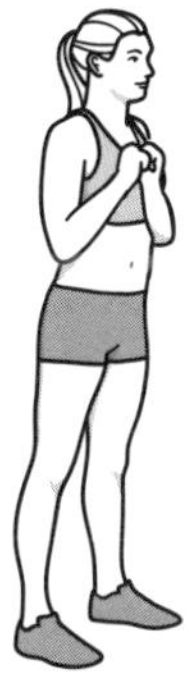

1 Seufzeratmung

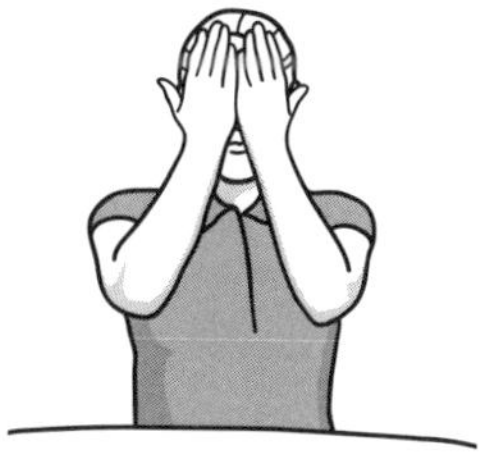

2 Palming

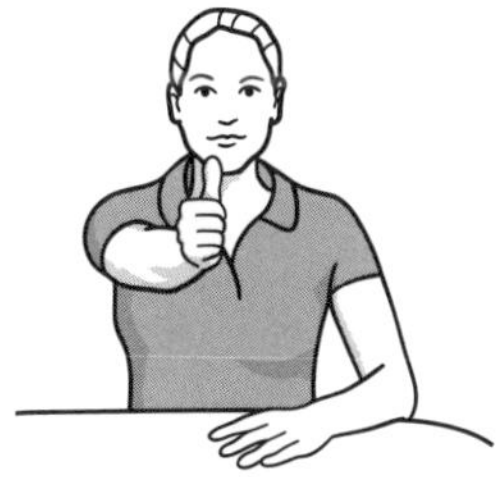

3 Blickstabilisierung

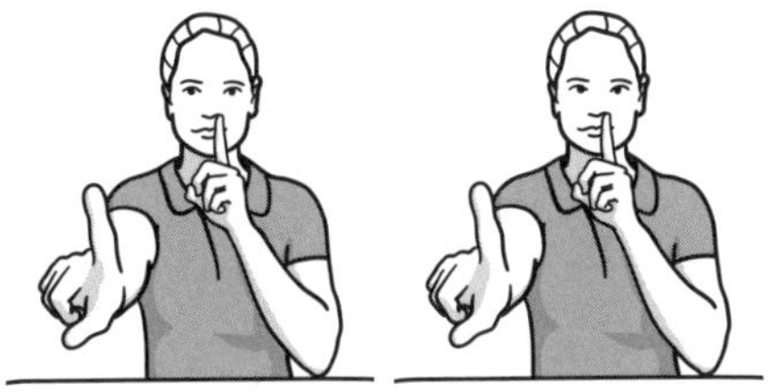

4 Blicksprünge nah und fern

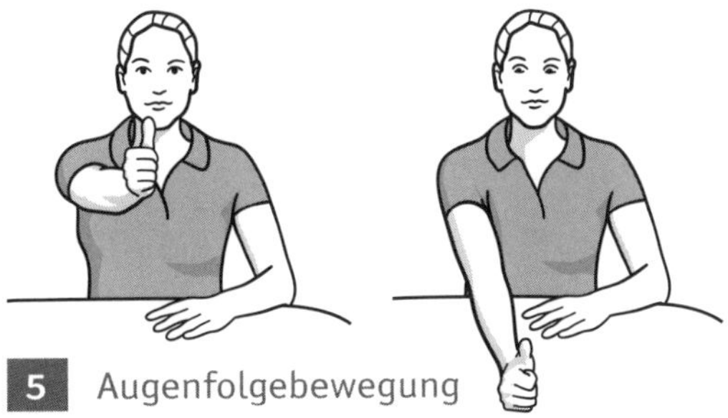

5 Augenfolgebewegung oben und unten

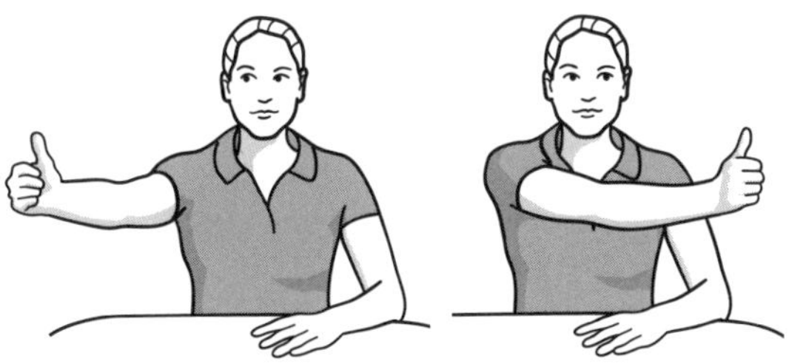

6 Augenfolgebewegung rechts und links

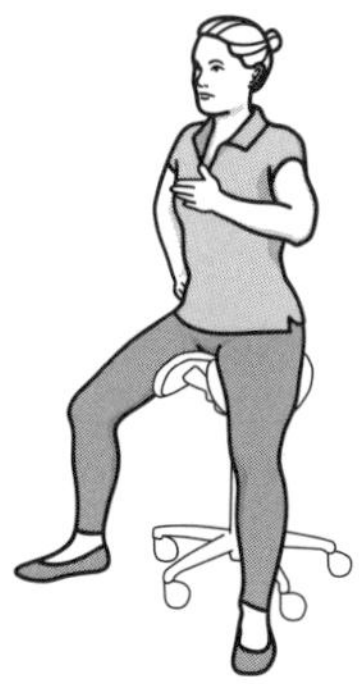

7 Summen

22 Loslassen beginnt im Kiefer – Entspannung im Gesicht durch Zungenübungen

1 2 3

Trainingsdauer: 10 Minuten
Wirkung: Dein Kiefer ist eng mit der Stresssteuerung deines Gehirns verbunden. Durch bewusste Lockerung und Atmung löst du innere Anspannung und aktivierst den parasympathischen Anteil deines Nervensystems. So erlebst du Ruhe und Leichtigkeit.

	Übung	Belastungszeit	Sätze	Satzpause	Intensität	Seite
1	Seufzeratmung	1 Min.	1	–	1	124
2	Summen	1 Min.	1	–	1	135
3	Zungenkreise	30 Sek. pro Richtung	1	–	1	136
4	Kieferkreise	30 Sek. pro Richtung	1	–	1	136
5	Halswirbelsäulenrotation	30 Sek. pro Seite	2	30 Sek.	1	138
6	Halswirbelsäulen-Seitneige	30 Sek. pro Seite	2	30 Sek.	1	135
7	Leiteratmung	1 Min.	1	–	1	123

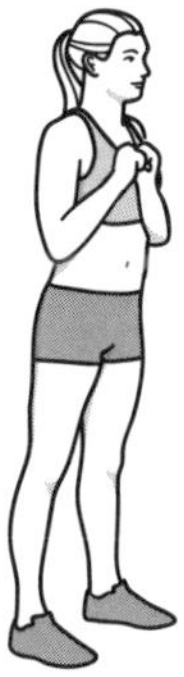

1 Seufzeratmung

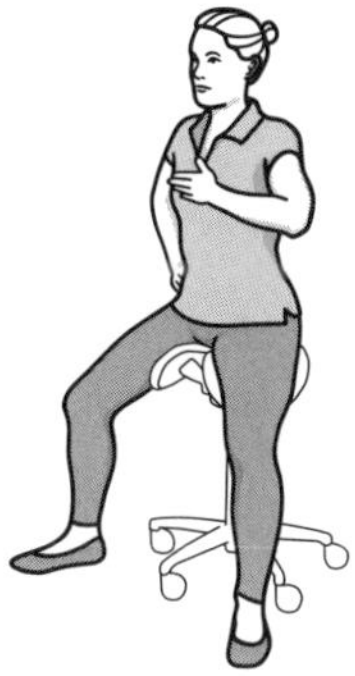

2 Summen

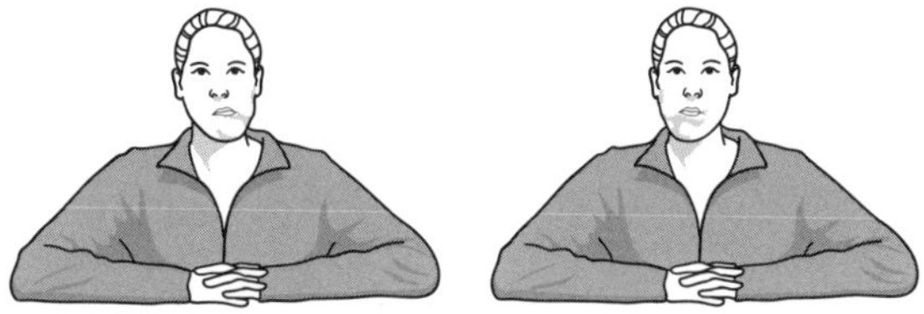

3 Zungenkreise

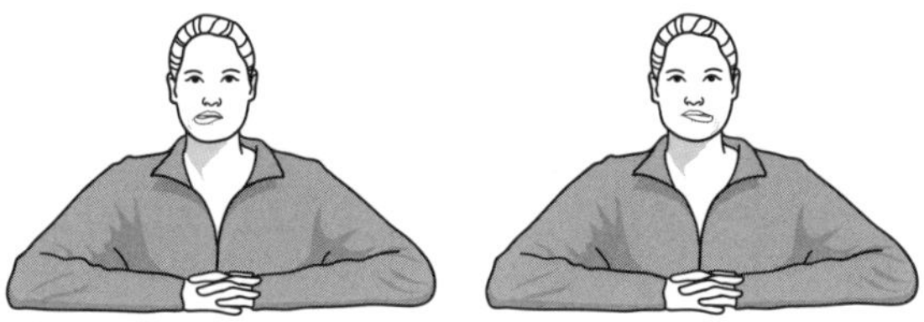

4 Kieferkreise

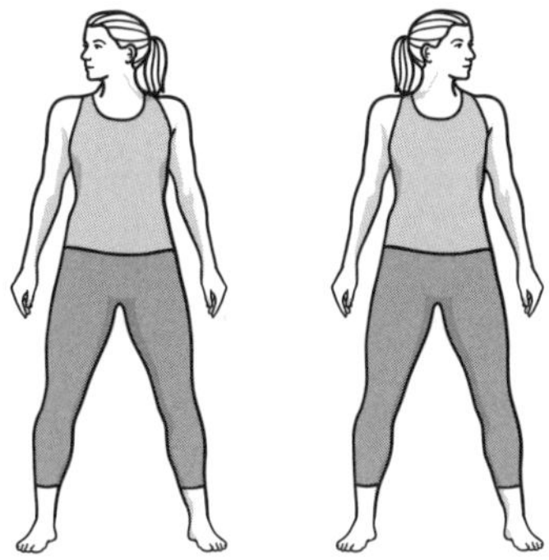

5 Halswirbelsäulenrotation

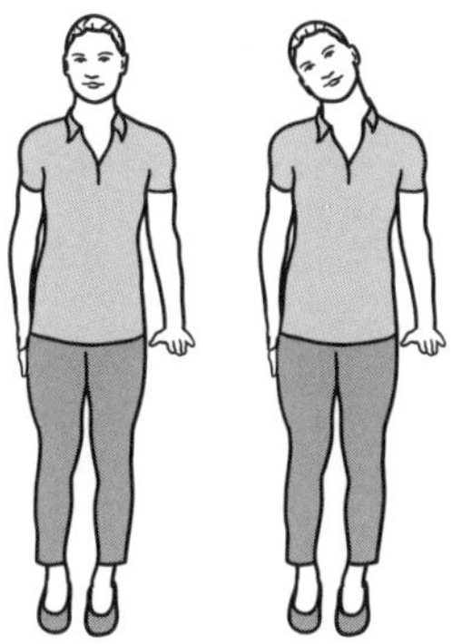

6 Halswirbelsäulen-Seitneige

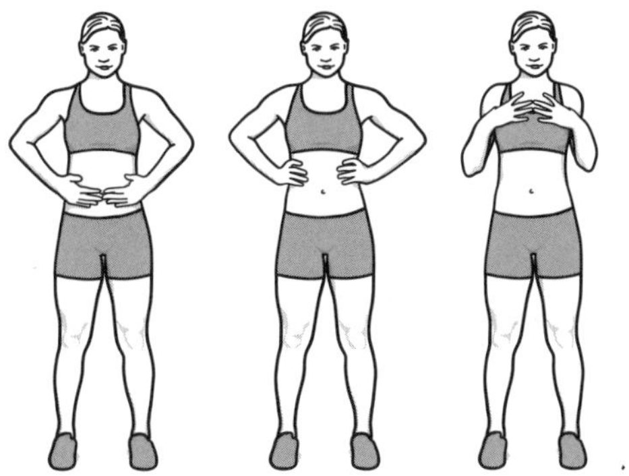

7 Leiteratmung

23 Digitalpause für dein Nervensystem – Stress raus, Klarheit rein durch visuelle Entlastung

❶ ② ③

Trainingsdauer: 12 Minuten

Wirkung: Du reduzierst visuelle Reize und gibst deinem visuellen System eine Pause. So kann dein Gehirn Informationen besser verarbeiten und regulieren. Das kann dazu beitragen, die Reizbelastung zu verringern, dein Körpergefühl zu verbessern und mehr mentale Klarheit zu fördern.

	Übung	Belastungszeit	Sätze	Satzpause	Intensität	Seite
1	Palming	2 Min.	1	–	1	125
2	Zungenkreise	30 Sek. pro Richtung	1	–	1	136
3	Kieferkreise	30 Sek. pro Richtung	1	–	1	136
4	Augenmassage	1 Min.	1	–	1	126
5	Augenkreise	30 Sek. pro Richtung	2	30 Sek.	1	125
6	Seufzeratmung	1 Min.	1	–	1	124
7	Kombinierte Nackenrotation	1 Min. im Wechsel	2	30 Sek.	1	127
8	Kombinierte Nackenbeugung und -streckung	1 Min. im Wechsel	1	–	1	128

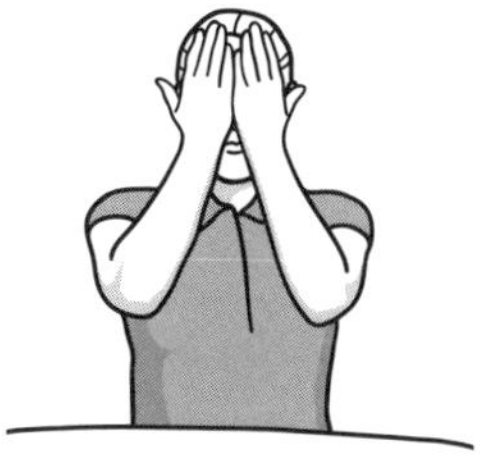

1 Palming

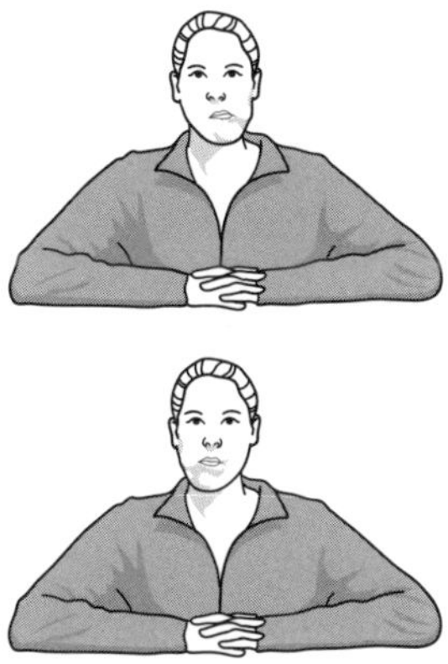

2 Zungenkreise

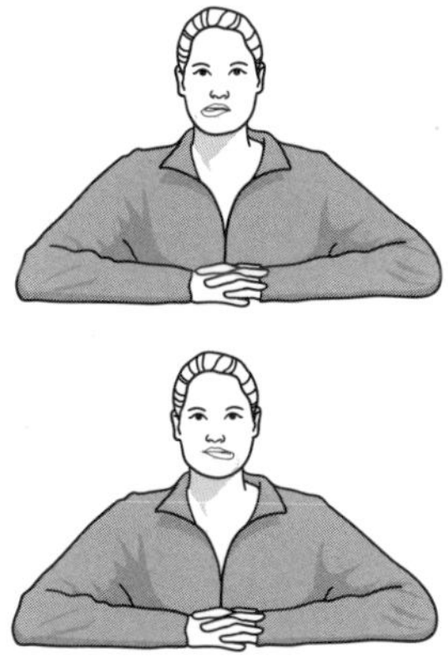

3 Kieferkreise

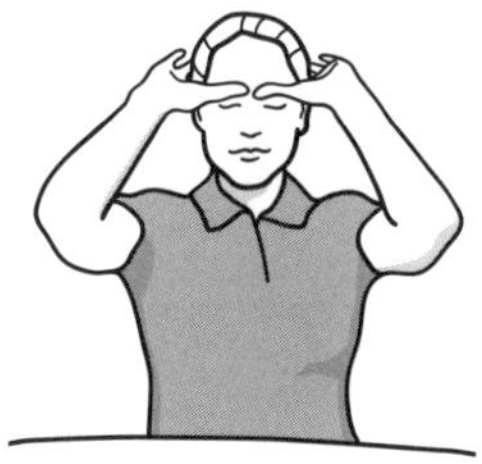

4 Augenmassage

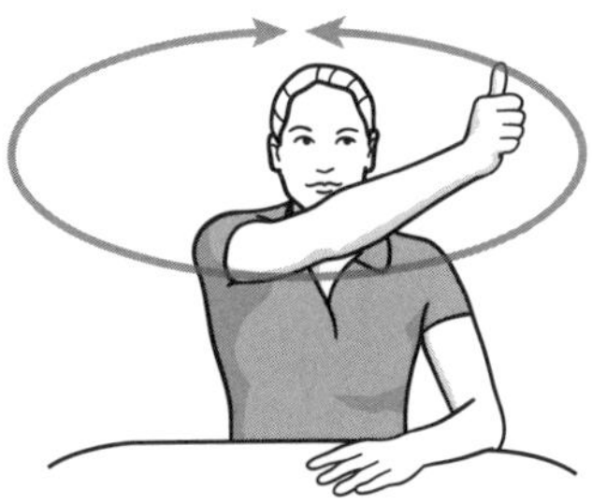

5 Augenkreise

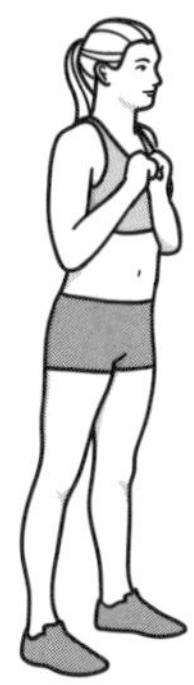

6 Seufzeratmung

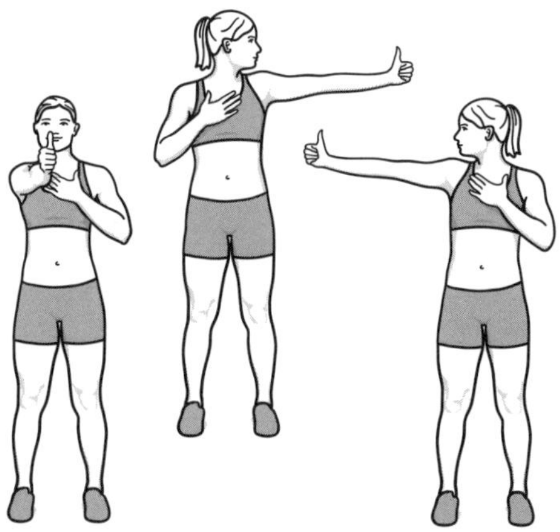

7 Kombinierte Nackenrotation

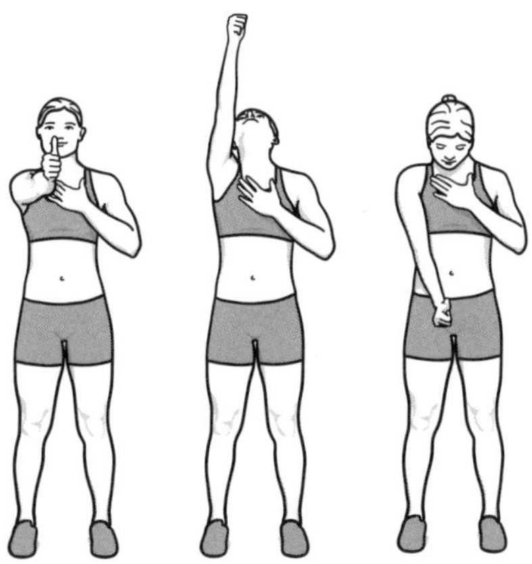

8 Kombinierte Nackenbeugung und -streckung

24 Bewegung für Vielsitzer – dynamische Körperhaltung und ausgeglichene Spannung

1 2 3

Trainingsdauer: 15 Minuten

Wirkung: Dieses Workout gleicht die einseitige Belastung des Sitzens aus. Du reaktivierst die Beweglichkeit deiner Hüften und deiner Wirbelsäule, verbesserst die Durchblutung sowie neuronale Kommunikation. So fühlst du dich wacher und freier.

	Übung	Belastungszeit	Sätze	Satzpause	Intensität	Seite
1	Zwerchfelldehnung	1 Min.	1	–	1	123
2	Gegensätzliche Kopf- und Armrotation	1 Min. im Wechsel	2	30 Sek.	2	130
3	Halswirbelsäulenrotation	30 Sek. pro Seite	2	30 Sek.	1	138
4	Iliosakralgelenk-mobilisation	30 Sek.	2	30 Sek.	1	131
5	Gesäßmobilisation im Drehsitz	30 Sek.	2	30 Sek.	2	136
6	Wirbelsäulen-Swing	30 Sek. pro Seite	2	30 Sek.	1	135
7	Hüft- und Oberschenkel-mobilisation	30 Sek. pro Seite	2	30 Sek.	2	139
8	Ganzkörperstretch	1 Min. im Wechsel	1	–	1	137

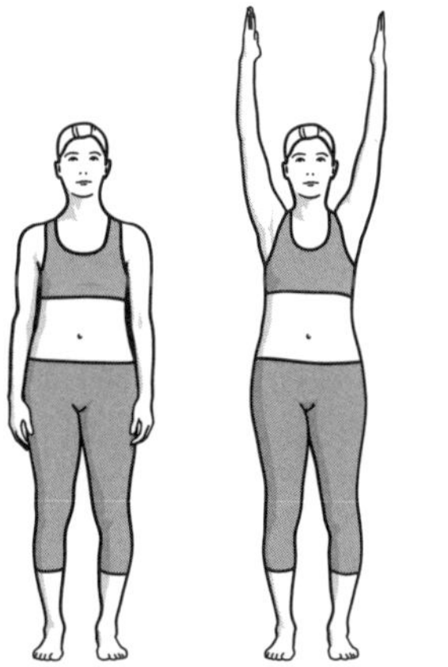

1 Zwerchfelldehnung

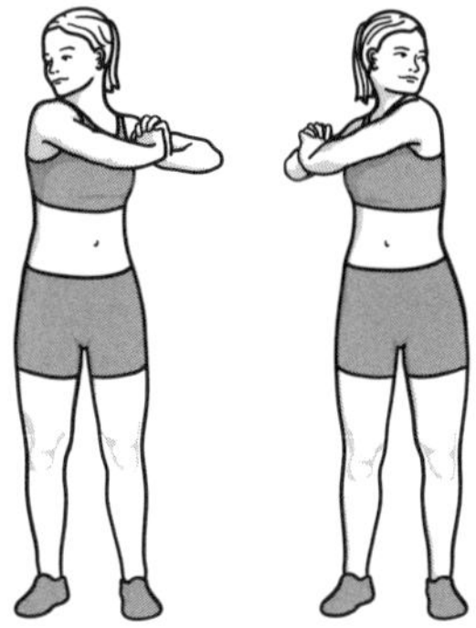

2 Gegensätzliche Kopf- und Armrotation

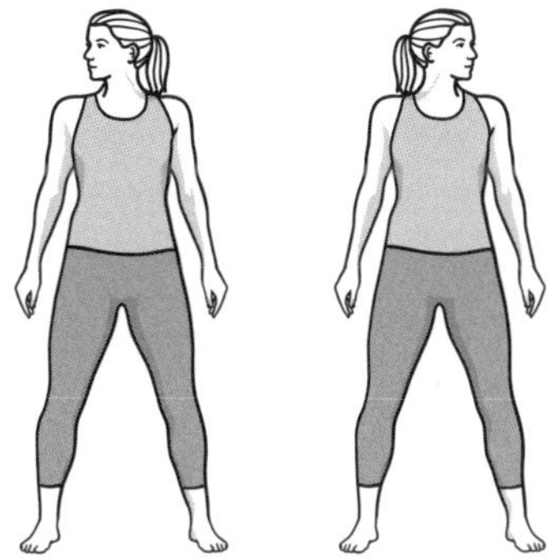

3 Halswirbelsäulenrotation

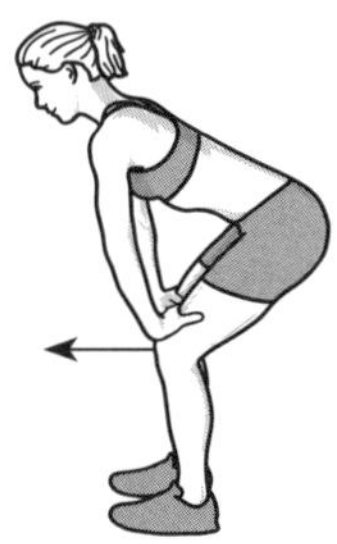

4 Iliosakralgelenk-mobilisation

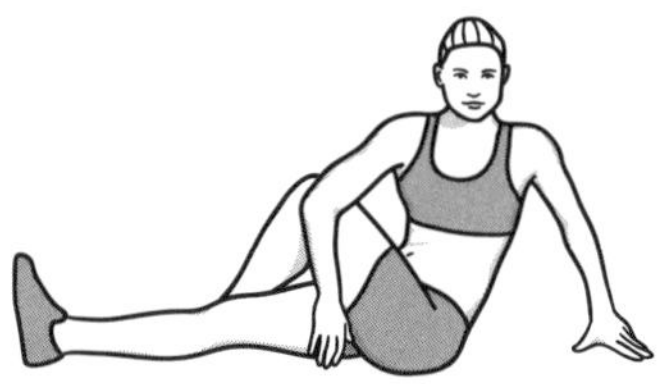

5 Gesäßmobilisation im Drehsitz

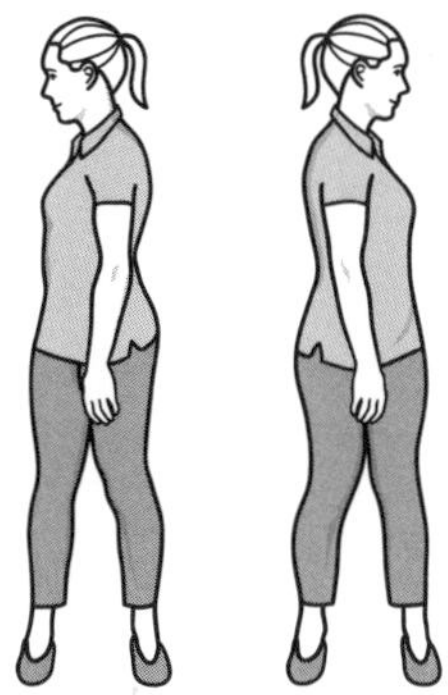

6 Wirbelsäulen-Swing

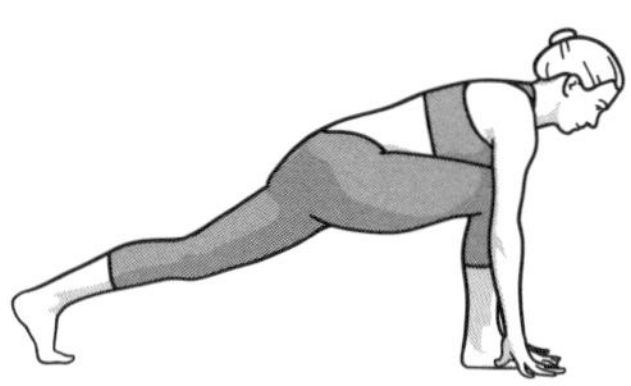

7 Hüft- und Oberschenkelmobilisation

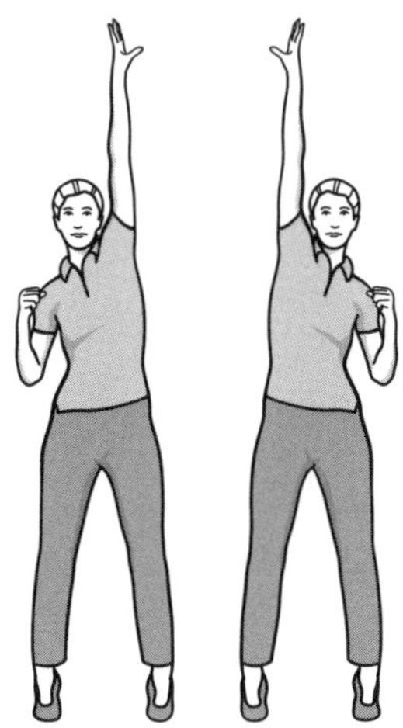

8 Ganzkörperstretch

25 Stark im Alltag mit kleinen Impulsen – Kraft aufbauen mit smarter Steuerung

1 2 3

Trainingsdauer: 12 Minuten

Wirkung: Mit kurzen, gezielten Kraftübungen schulst du die Spannungskontrolle deines Nervensystems. Du lernst, wie sich Stärke und Stabilität über gezielte neuronale Aktivierung und nicht über Kraft allein aufbauen lässt.

	Übung	Belastungszeit	Sätze	Satzpause	Intensität	Seite
1	Zwerchfelldehnung	1 Min.	1	–	1	123
2	Gegensätzliche Kopf- und Armrotation	2 Min. im Wechsel	1	–	2	130
3	Dip	30 Sek.	2	30 Sek.	3	142
4	Ausfallschritt	30 Sek. im Wechsel	2	30 Sek.	2	141
5	Seitlicher Ausfallschritt	30 Sek. im Wechsel	2	30 Sek.	2	141
6	Unterarmstütz	30 Sek.	2	30 Sek.	3	138
7	Crunch aus dem Vierfüßlerstand	30 Sek.	2	30 Sek.	3	142
8	Wandsitz	30 Sek.	2	30 Sek.	3	140

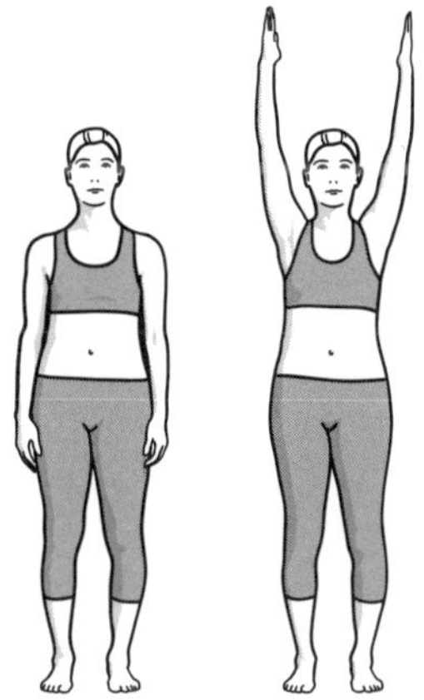

1 Zwerchfelldehnung

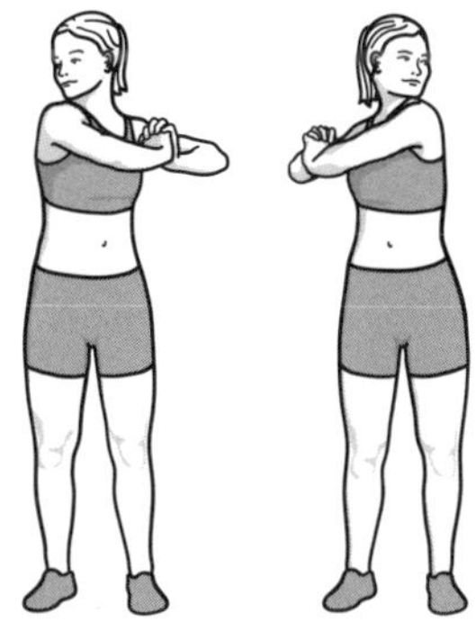

2 Gegensätzliche Kopf- und Armrotation

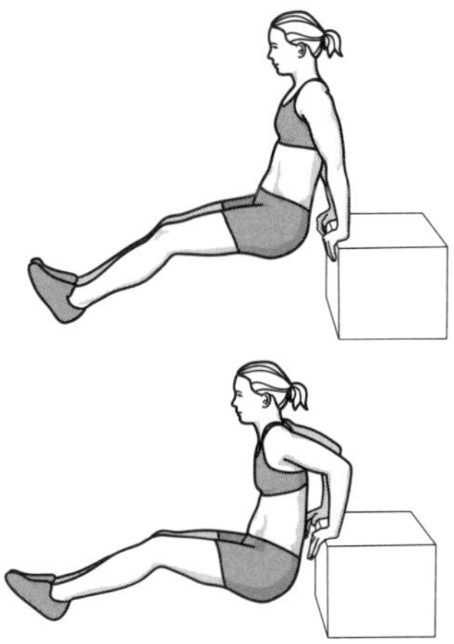

3 Dip

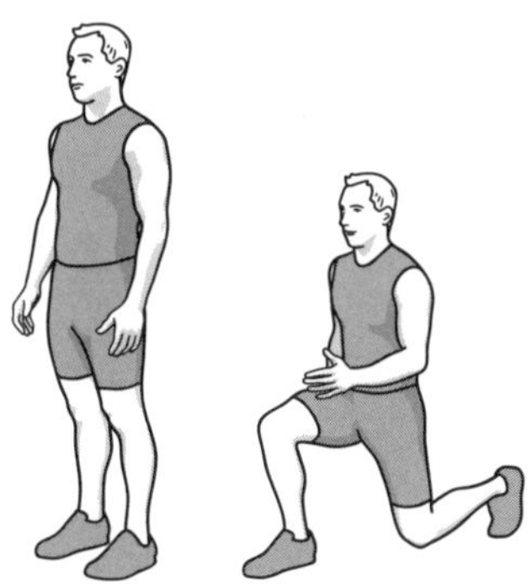

4 Ausfallschritt

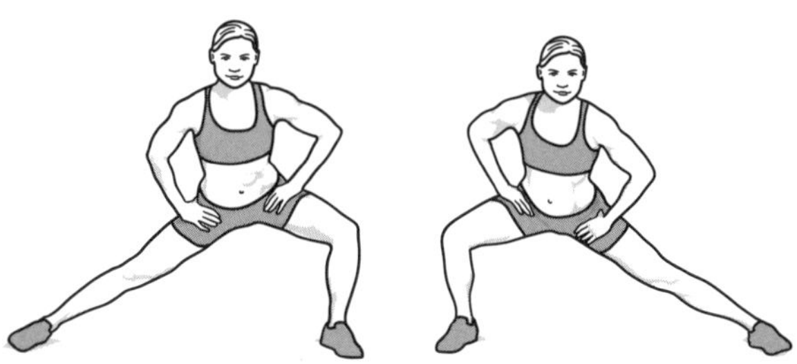

5 Seitlicher Ausfallschritt

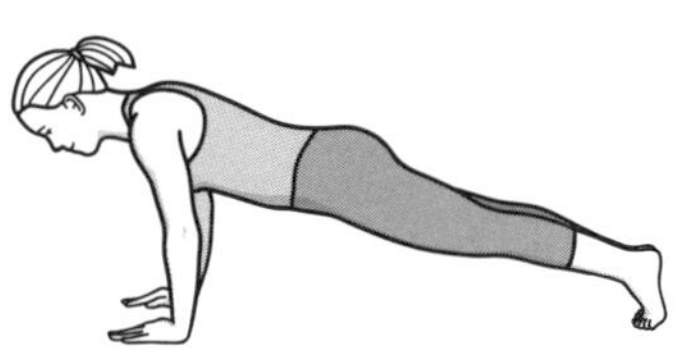

6 Unterarmstütz

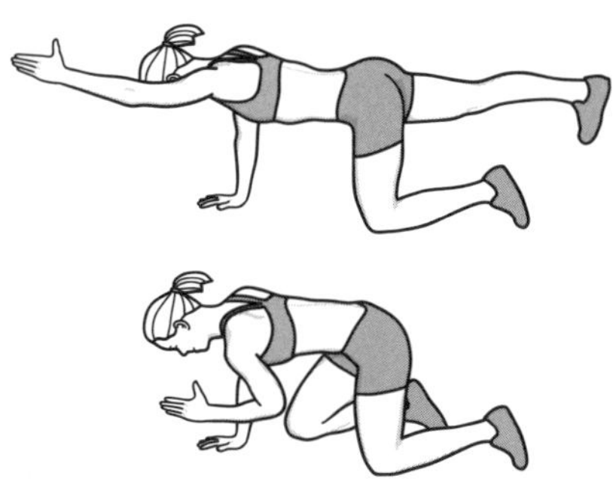

7 Crunch aus dem Vierfüßlerstand

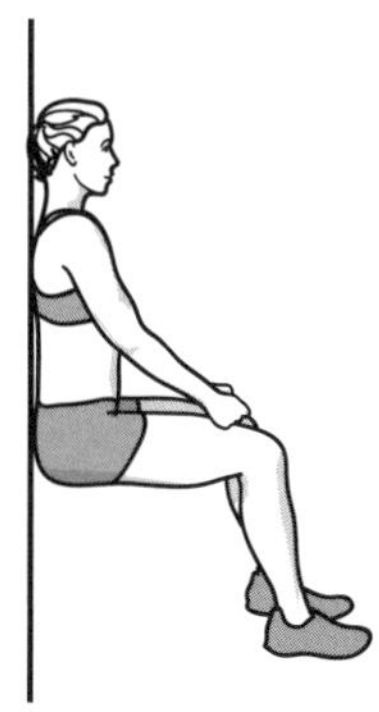

8 Wandsitz

26 Jeden Tag ein bisschen geschmeidiger – Gelenke sanft mobilisieren für ein gutes Körpergefühl

1 **2** 3

Trainingsdauer: 12 Minuten

Wirkung: Eine regelmäßige, sanfte Mobilisation hält die Kommunikation zwischen Gehirn und Gelenken aktiv. Du bleibst beweglich, flexibel und entwickelst ein dauerhaft gutes Körpergefühl.

	Übung	Belastungszeit	Sätze	Satzpause	Intensität	Seite
1	Zwerchfelldehnung	1 Min.	1	–	1	123
2	Halswirbelsäulen-Seitneige	30 Sek. pro Seite	2	30 Sek.	1	135
3	Gesäßmobilisation im Drehsitz	30 Sek.	2	30 Sek.	2	136
4	Wirbelsäulenbeugung und -streckung	1 Min.	1	–	1	129
5	Seitlicher Ausfallschritt	30 Sek. im Wechsel	2	30 Sek.	2	141
6	Armmobilisation	30 Sek. pro Seite	1	–	1	134
7	Wirbelsäulen-Swing	30 Sek. pro Seite	2	30 Sek.	1	135
8	Ganzkörperstretch	1 Min. im Wechsel	1	–	1	137

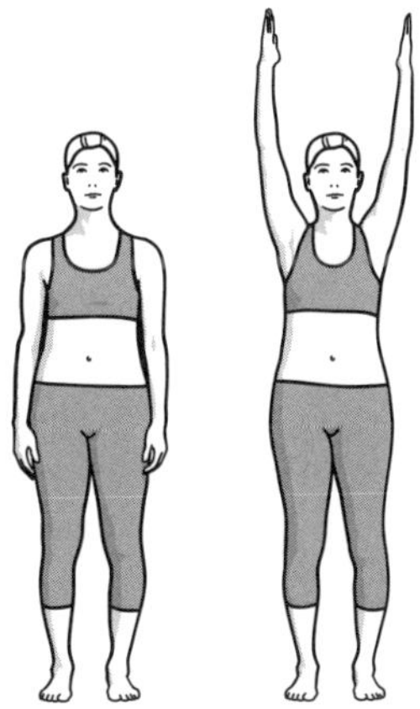

1 Zwerchfelldehnung

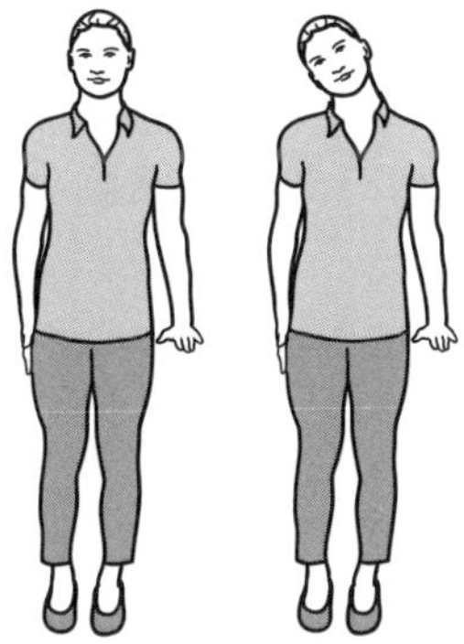

2 Halswirbelsäulen-Seitneige

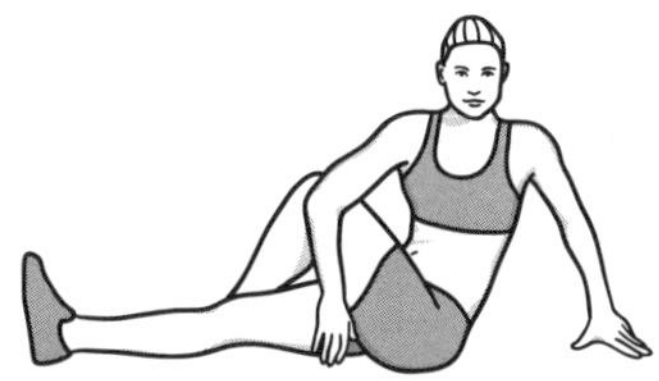

3 Gesäßmobilisation im Drehsitz

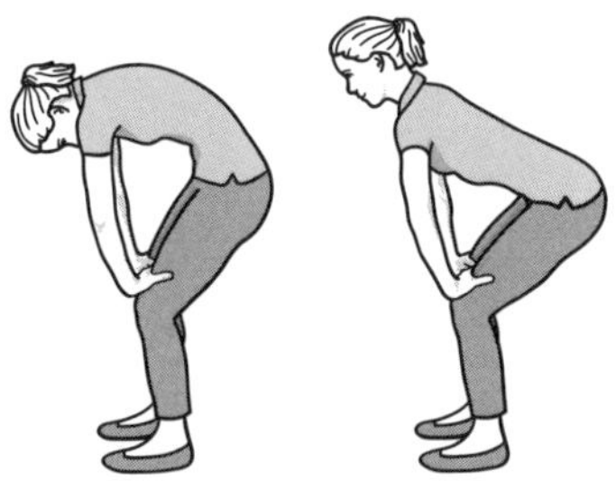

4 Wirbelsäulenbeugung und -streckung

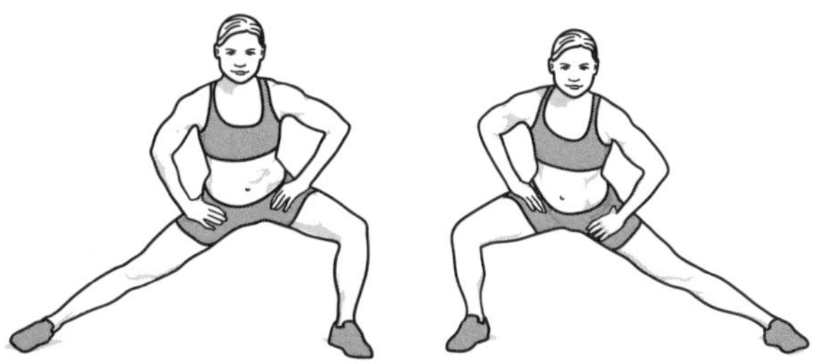

5 Seitlicher Ausfallschritt

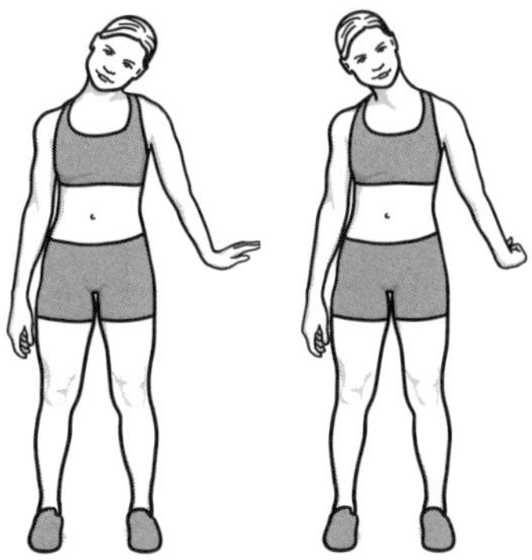

6 Armmobilisation

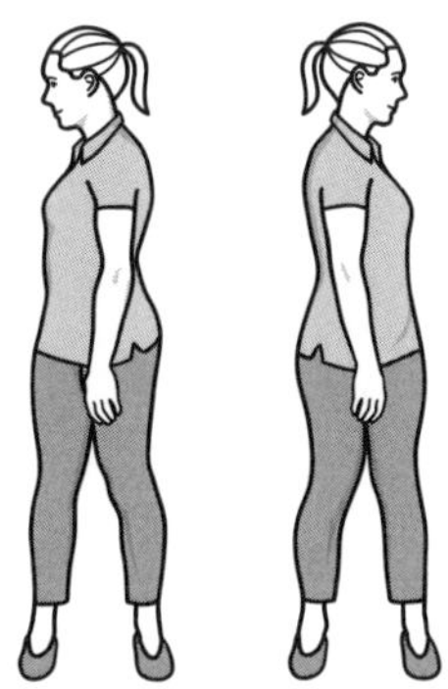

7 Wirbelsäulen-Swing

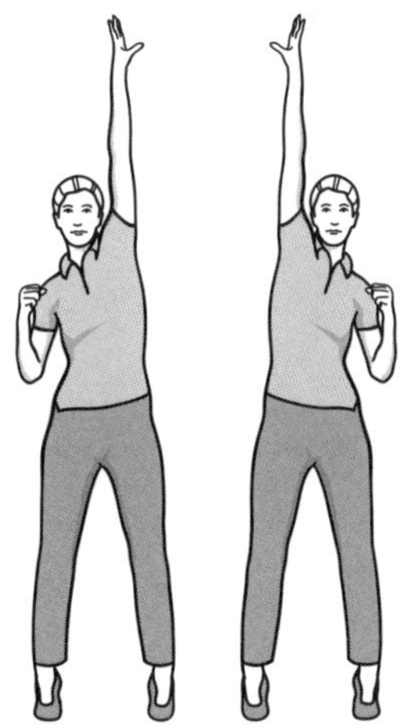

8 Ganzkörperstretch

27 Standfest durch die Jahre – Gleichgewicht und Selbstvertrauen sicher aufbauen

1 **2** 3

Trainingsdauer: 11 Minuten

Wirkung: Dieses Training stärkt dein Gleichgewichtssystem und deine Selbstwahrnehmung. Du förderst die neuronale Verbindung zwischen Füßen, Augen und Gleichgewichtsorgan und bewegst dich sicher, egal in welchem Alter.

	Übung	Belastungszeit	Sätze	Satzpause	Intensität	Seite
1	Zwerchfelldehnung	1 Min.	1	–	1	123
2	Ja-Sager	30 Sek.	2	30 Sek.	1	127
3	Nein-Sager	30 Sek.	2	30 Sek.	1	127
4	Vorwärts- und Rückwärtslaufen	1 Min.	1	–	2	128
5	Hinlegen und Aufstehen	1 Min.	1	–	2	128
6	Oberkörper-Twist	1 Min. im Wechsel	2	30 Sek.	2	131
7	Seitlicher Ausfallschritt	30 Sek. im Wechsel	2	30 Sek.	2	141
8	Ganzkörperstretch	1 Min. im Wechsel	1	–	1	137

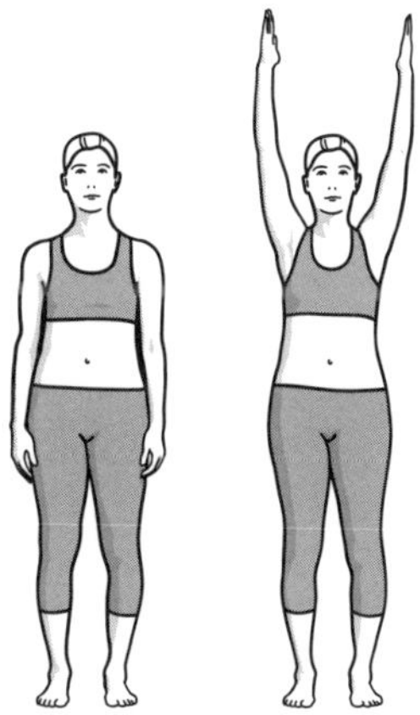

1 Zwerchfelldehnung

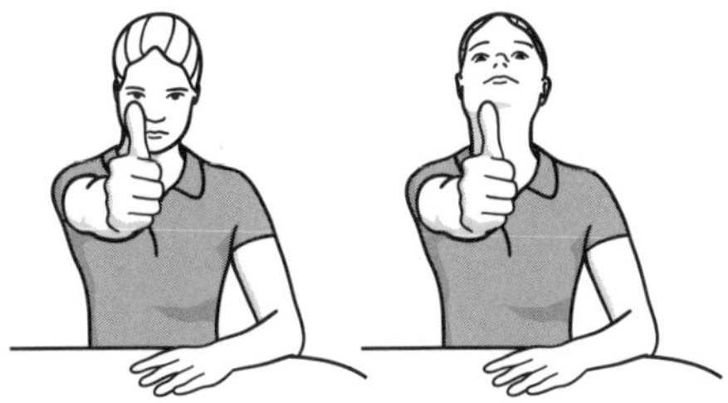

2 Ja-Sager

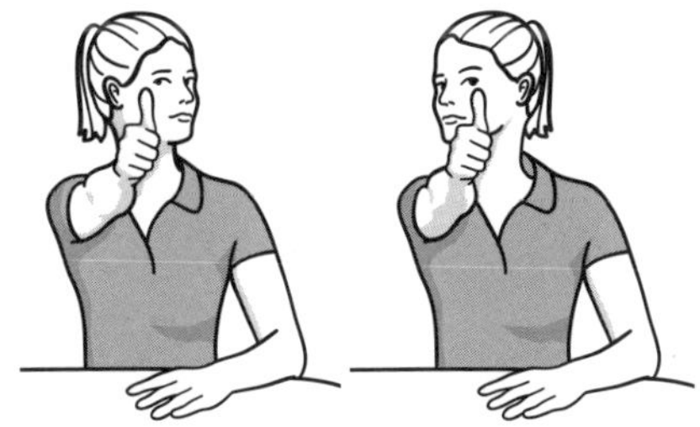

3 Nein-Sager

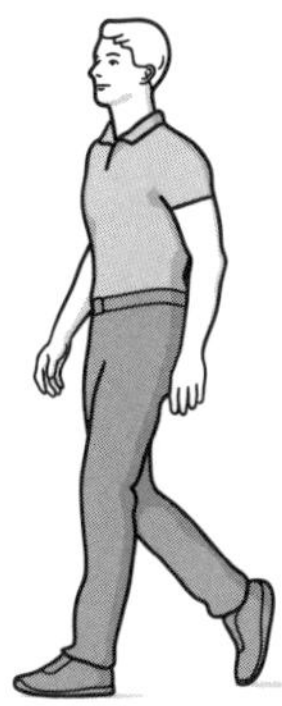

4 Vorwärts- und Rückwärtslaufen

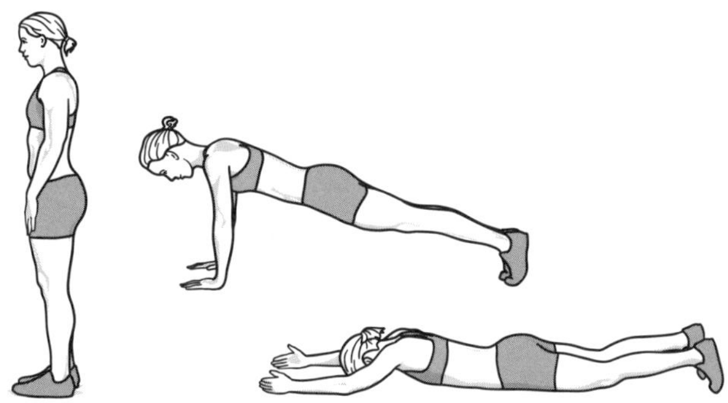

5 Hinlegen und Aufstehen

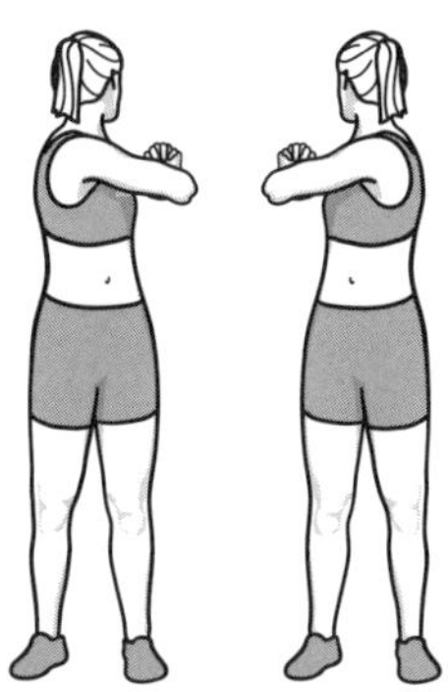

6 Oberkörper-Twist

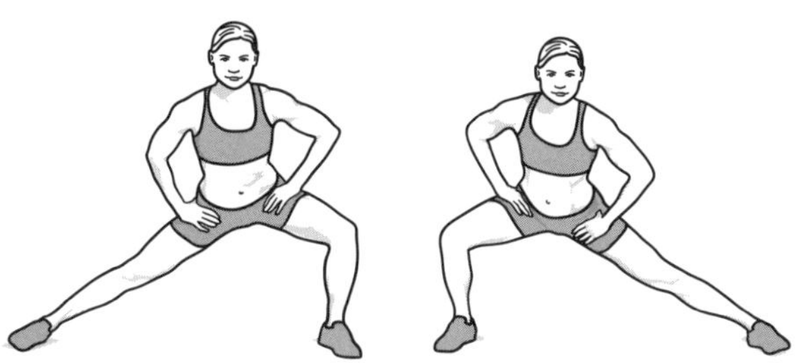

7 Seitlicher Ausfallschritt

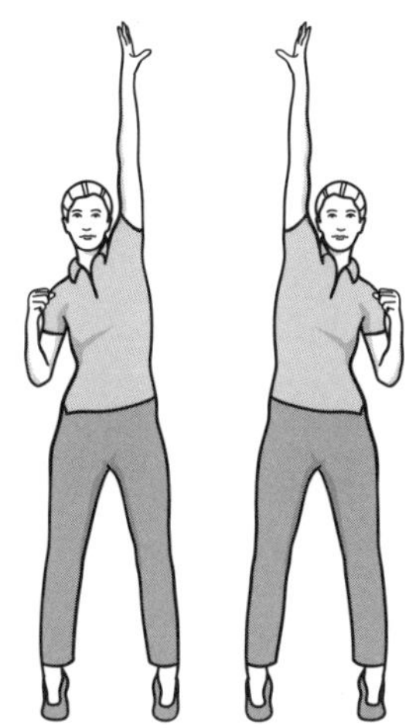

8 Ganzkörperstretch

28 Raus aus dem Kopf, rein in den Körper – Sensorik aktivieren und wieder bei dir ankommen

1 2 3

Trainingsdauer: 10 Minuten
Wirkung: Du trainierst dein Gehirn, den Fokus wieder auf den Körper zu lenken. Über sensorische Reize kommst du vom Denken ins Spüren. Erlebe deinen direkten Weg zu mehr Ruhe und innerer Balance.

	Übung	Belastungszeit	Sätze	Satzpause	Intensität	Seite
1	Seufzeratmung	1 Min.	1	–	1	124
2	Wippen	1 Min.	1	–	1	135
3	Summen	30 Sek.	2	30 Sek.	1	135
4	Zungenkreise	30 Sek. pro Richtung	1	–	1	136
5	Augenkreise	30 Sek. pro Richtung	2	30 Sek.	1	125
6	Palming	2 Min.	1	–	1	125
7	Leiteratmung	1 Min.	1	–	1	123

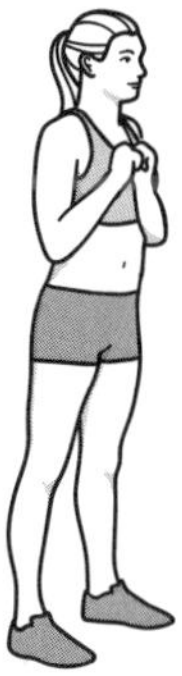

1 Seufzeratmung

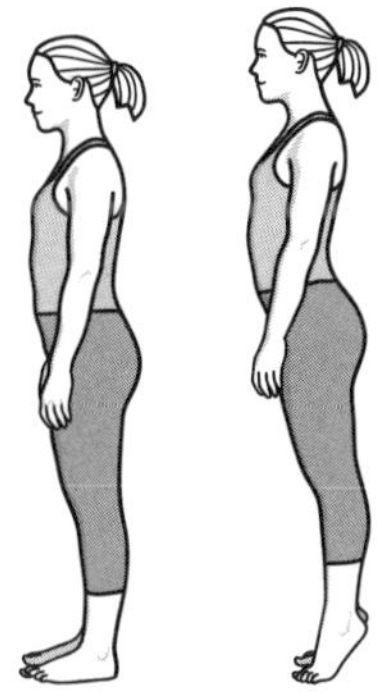

2 Wippen

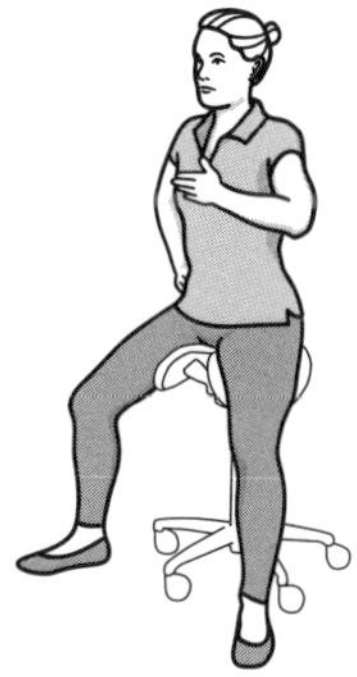

3 Summen

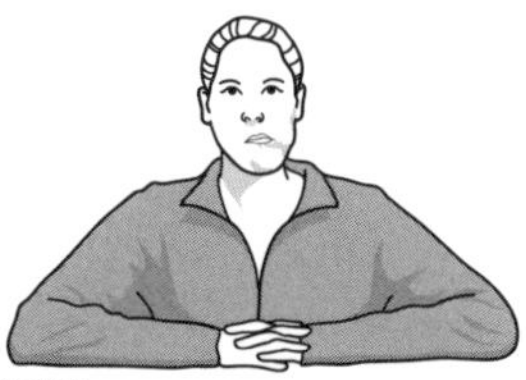

4 Zungenkreise

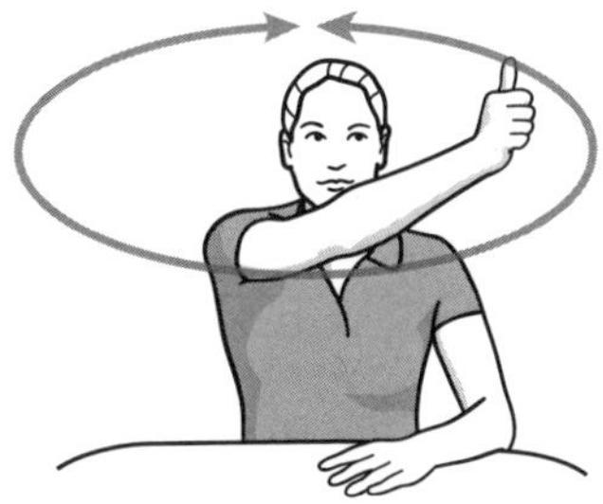

5 Augenkreise

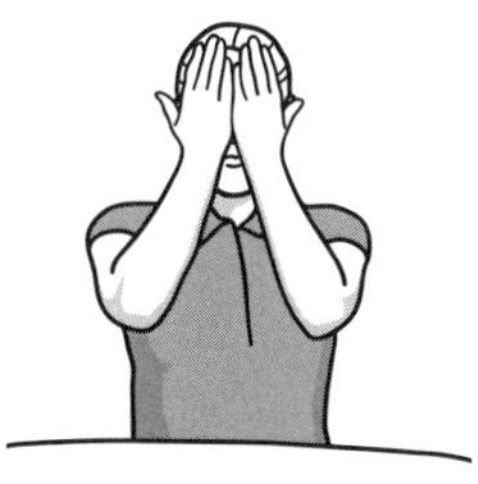

6 Palming

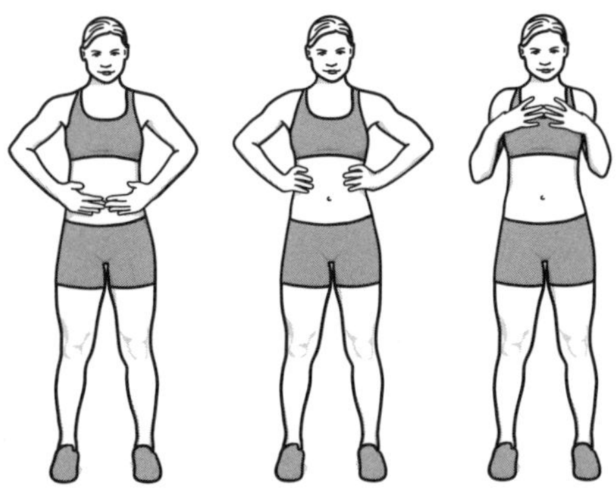

7 Leiteratmung

29 Drei Minuten, die viel bewegen – Mini-Workout für große Wirkung

1 **2** 3

Trainingsdauer: 3 Minuten

Wirkung: Ein kurzes, neuroaktives Ganzkörperprogramm, das deinen Kreislauf anregt, dein Gehirn wach macht und deine Haltung neu sortiert. 3 Minuten, die sofort Wirkung zeigen.

	Übung	Belastungszeit	Sätze	Satzpause	Intensität	Seite
1	Rumpfrotation mit Armen	30 Sek. im Wechsel	1	–	1	130
2	Gegensätzliche Kopf- und Armrotation	1 Min. im Wechsel	1	–	2	130
3	Ausfallschritt	30 Sek. im Wechsel	1	–	2	141
4	Zwerchfelldehnung	1 Min.	1	–	1	123

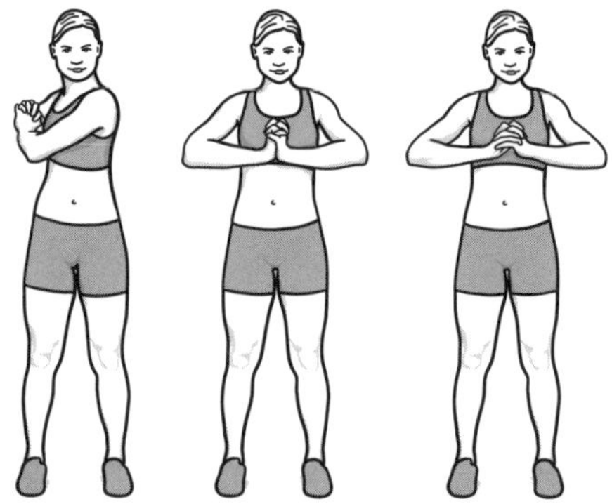

1 Rumpfrotation mit Armen

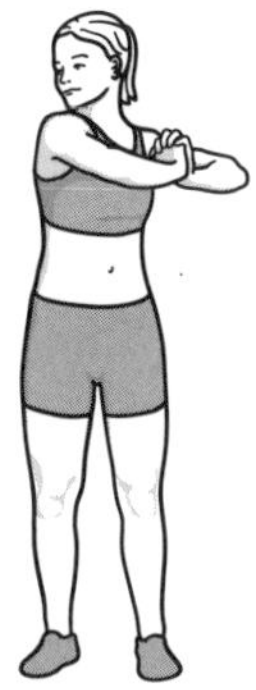

2 Gegensätzliche Kopf- und Armrotation

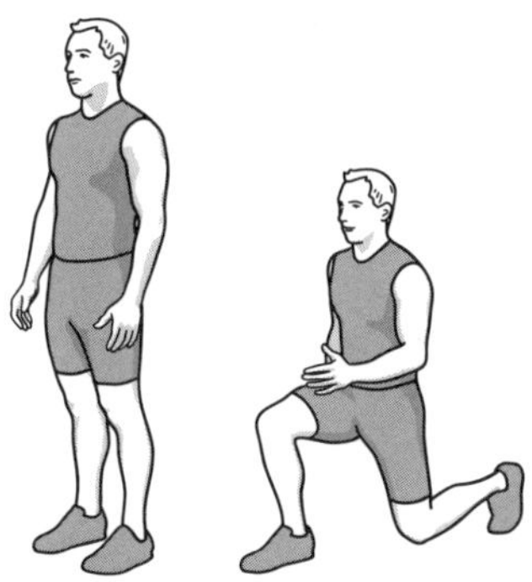

3 Ausfallschritt

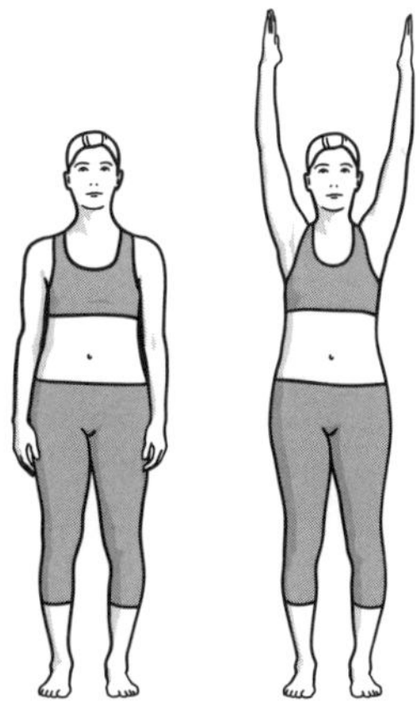

4 Zwerchfelldehnung

30 Weniger drücken, mehr fließen – Bewegung mit Atmung optimieren und den Vagusnerv aktivieren

1 2 3

Trainingsdauer: 6 Minuten

Wirkung: Du lernst, Bewegung und Atmung zu synchronisieren. Das senkt muskuläre Überaktivität und fördert neuronale Effizienz: Du bewegst dich leichter und ökonomischer.

	Übung	Belastungszeit	Sätze	Satzpause	Intensität	Seite
1	Seufzeratmung	1 Min.	1	–	1	124
2	Summen	30 Sek.	2	30 Sek.	1	135
3	Zungenkreise	30 Sek. pro Richtung	1	–	1	136
4	Seitliche Rippenatmung	30 Sek. pro Seite	2	30 Sek.	1	124

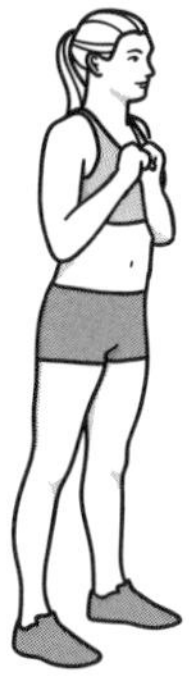

1 Seufzeratmung

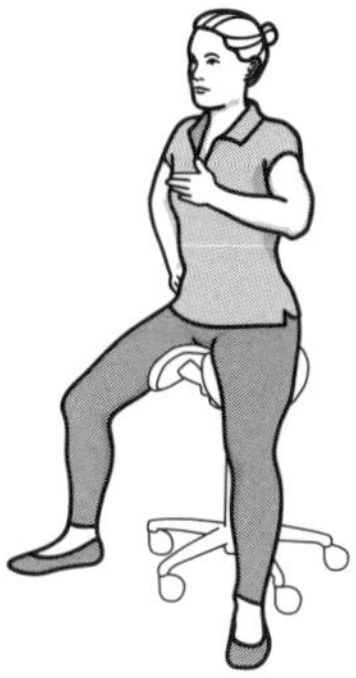

2 Summen

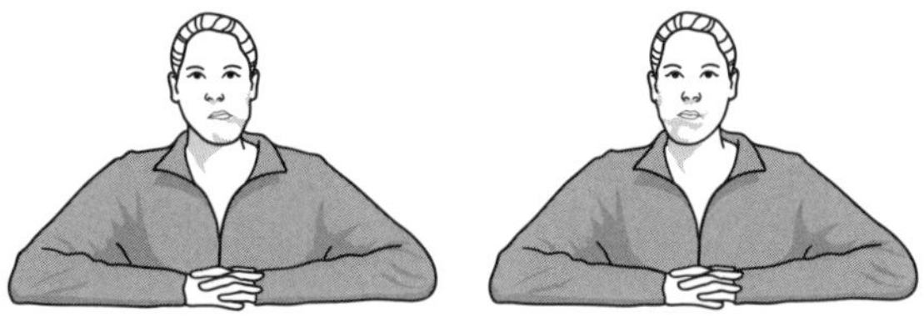

3 Zungenkreise

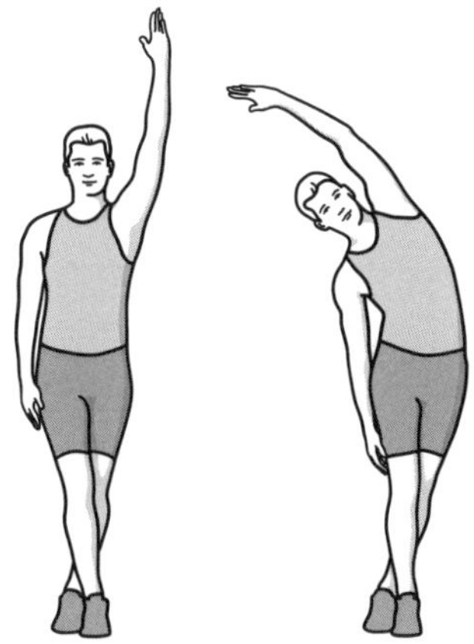

4 Seitliche Rippenatmung

31 Aufrecht denken, aufrecht sitzen – die Haltung direkt über den Blick und die Atmung stärken

1 2 3

Trainingsdauer: 10 Minuten

Wirkung: Du verbindest visuelle Reize mit Atemsteuerung, um deine Haltung und Konzentration zu verbessern. Dein Gehirn erkennt: Aufrichtung ist sicher und du bleibst wach und präsent.

	Übung	Belastungszeit	Sätze	Satzpause	Intensität	Seite
1	Leiteratmung	1 Min.	1	–	1	123
2	Augenfolgebewegung oben und unten	30 Sek.	2	30 Sek.	1	126
3	Augenfolgebewegung rechts und links	30 Sek.	2	30 Sek.	1	126
4	Blicksprünge rechts und links	30 Sek.	2	30 Sek.	1	125
5	Kombinierte Nackenrotation	1 Min. im Wechsel	2	30 Sek.	1	127
6	Kombinierte Nackenbeugung und -streckung	1 Min. im Wechsel	1	–	1	128
7	Seufzeratmung	1 Min.	1	–	1	124

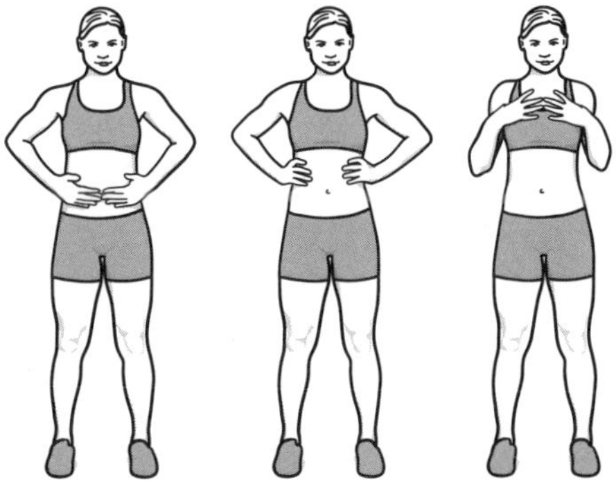

1 Leiteratmung

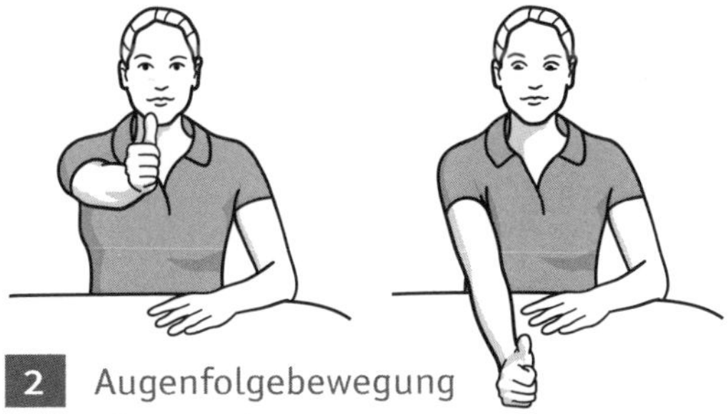

2 Augenfolgebewegung
oben und unten

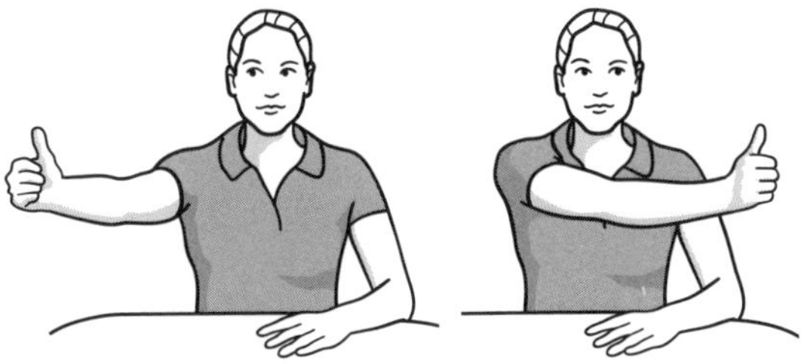

3 Augenfolgebewegung
rechts und links

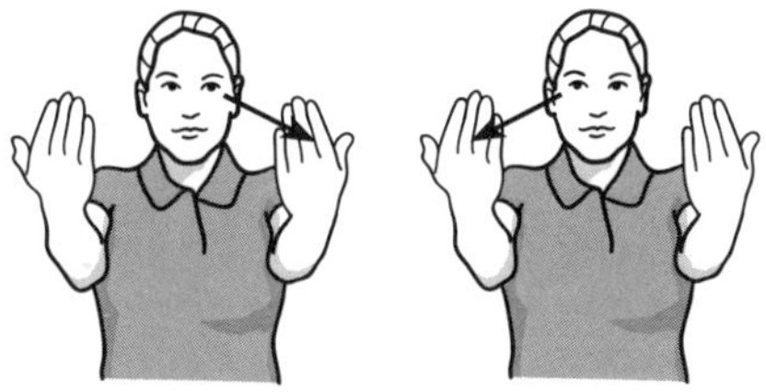

4 Blicksprünge
rechts und links

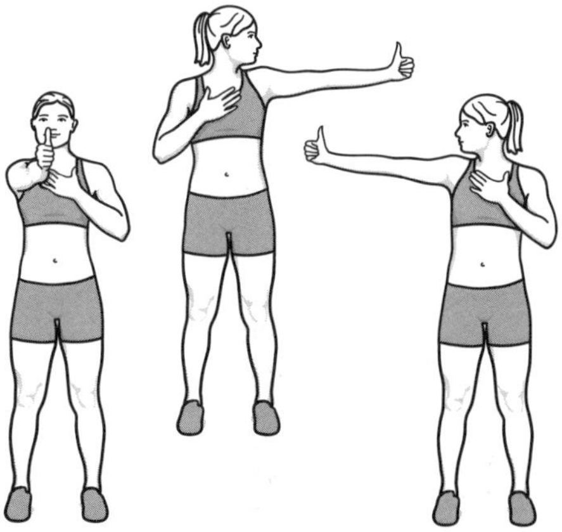

5 Kombinierte Nackenrotation

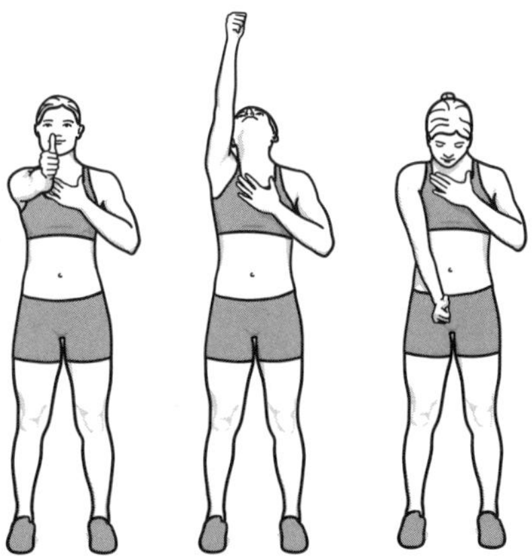

6 Kombinierte Nackenbeugung
und -streckung

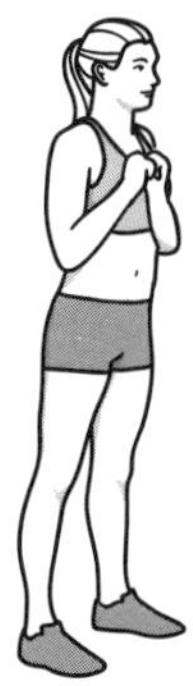

7 Seufzeratmung

32 Kraft von oben – besseres Überkopftraining für mehr Bewegungsfreiheit und Kontrolle

1 2 3

Trainingsdauer: 14 Minuten
Wirkung: Du trainierst die neuronale Kontrolle deiner Schultern und deines Oberkörpers. Dadurch fühlst du dich in Überkopfbewegungen stabil, stark und frei.

	Übung	Belastungszeit	Sätze	Satzpause	Intensität	Seite
1	Seufzeratmung	1 Min.	1	–	1	124
2	Rumpfrotation mit Armen	1 Min. im Wechsel	2	30 Sek.	1	130
3	Gegensätzliche Kopf- und Armrotation	1 Min. im Wechsel	2	30 Sek.	2	130
4	Dip	30 Sek.	2	30 Sek.	3	142
5	Umgedrehte Brücke	30 Sek.	2	30 Sek.	3	141
6	Liegestütz	30 Sek.	2	30 Sek.	2	141
7	Ganzkörperstretch	1 Min. im Wechsel	1	–	1	137
8	Seitneige mit Brustkorbbewegung	30 Sek. pro Seite	2	30 Sek.	1	129

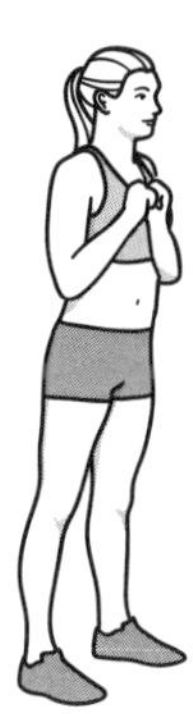

1 Seufzeratmung

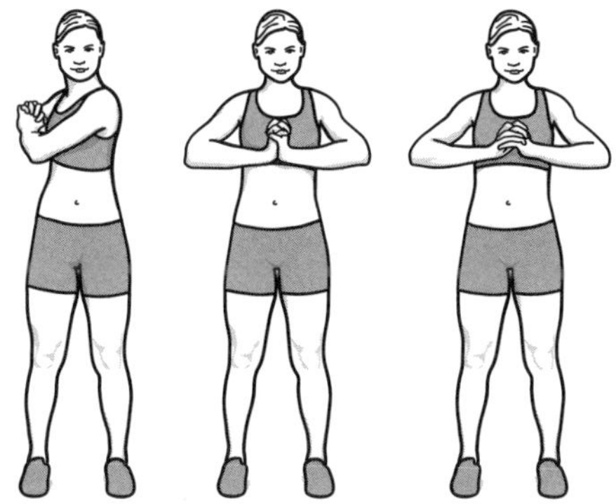

2 Rumpfrotation mit Armen

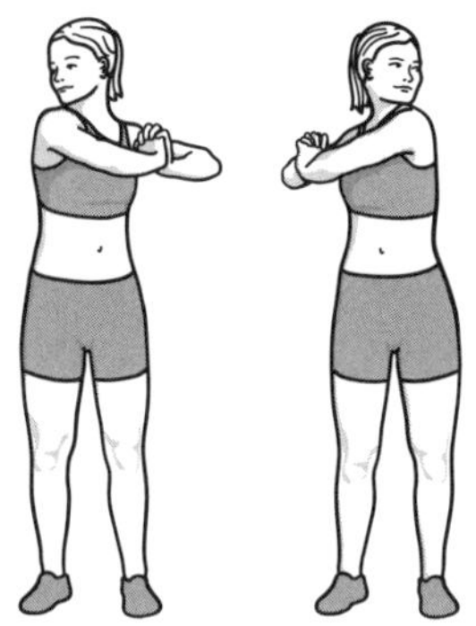

3 Gegensätzliche Kopf- und Armrotation

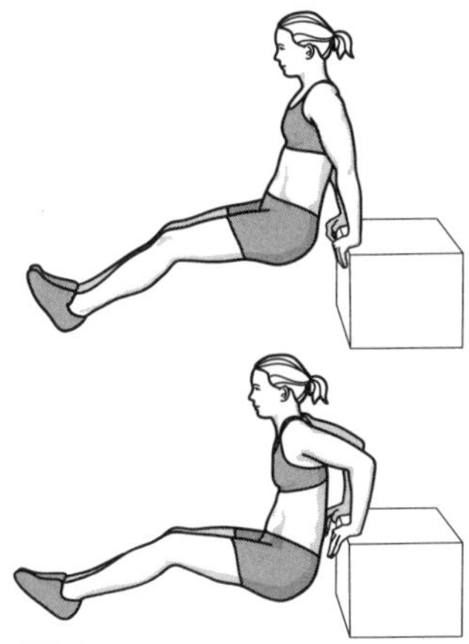

4 Dip

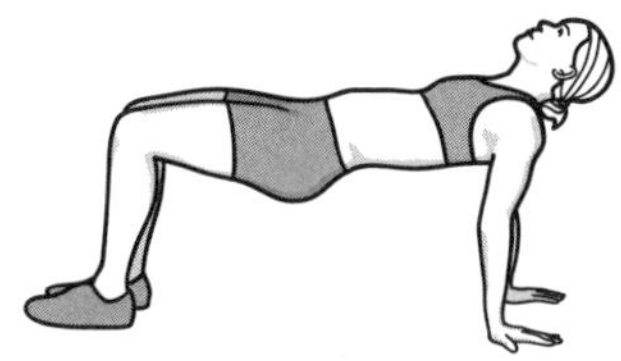

5 Umgedrehte Brücke

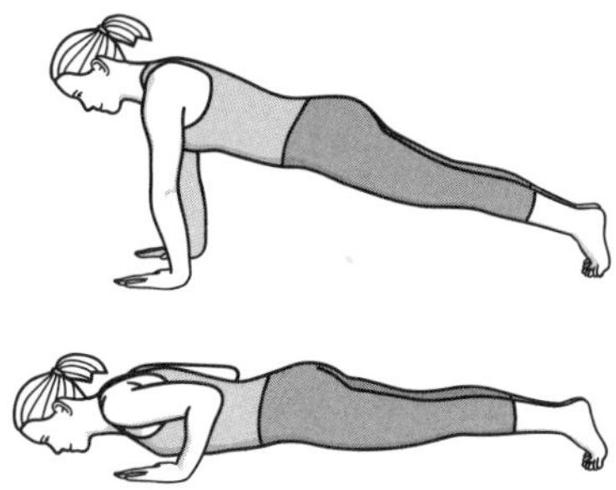

6 Liegestütz

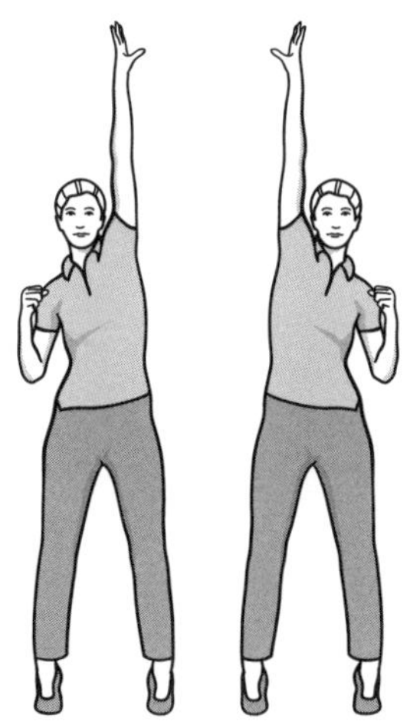

7 Ganzkörperstretch

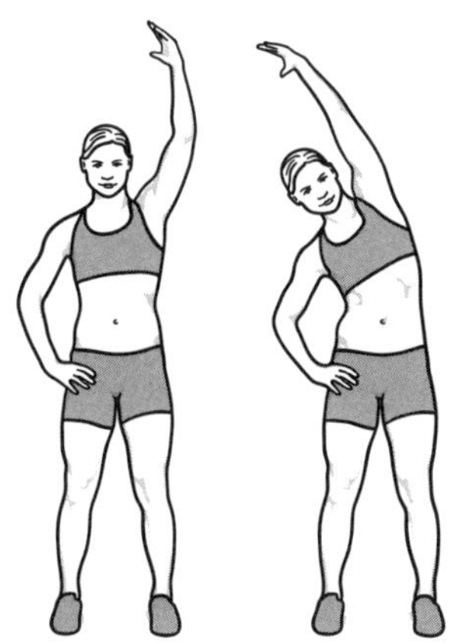

8 Seitneige mit Brustkorbbewegung

33 Mehr Atem für mehr Ausdauer – längeres Durchhalten beim Laufen oder Radfahren

1 2 3

Trainingsdauer: 15 Minuten

Wirkung: Du schulst dein Atemzentrum und die Steuerung des Zwerchfells. Das Gehirn lernt, Sauerstoff effizienter zu nutzen und du bleibst länger leistungsfähig und ruhig.

	Übung	Belastungszeit	Sätze	Satzpause	Intensität	Seite
1	Zwerchfelldehnung	1 Min.	2	30 Sek.	1	123
2	Leiteratmung	1 Min.	2	30 Sek.	1	123
3	Seufzeratmung	1 Min.	2	30 Sek.	1	124
4	Seitliche Rippenatmung	30 Sek. pro Seite	2	30 Sek.	1	124
5	Brust-Gesäß-Mobilisation	30 Sek. pro Seite	2	30 Sek.	1	139
6	Oberkörper-Twist	1 Min. im Wechsel	2	30 Sek.	2	131

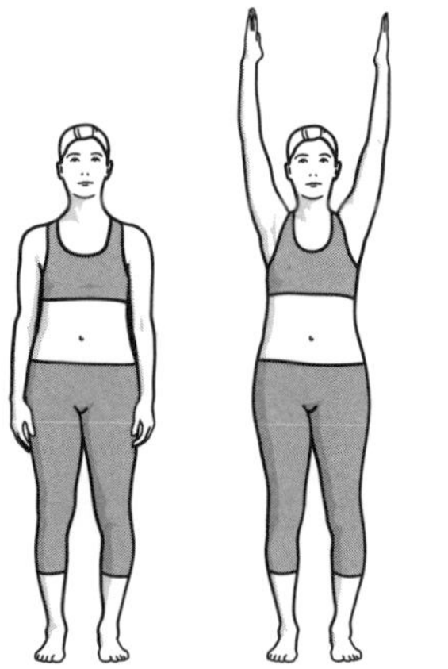

1 Zwerchfelldehnung

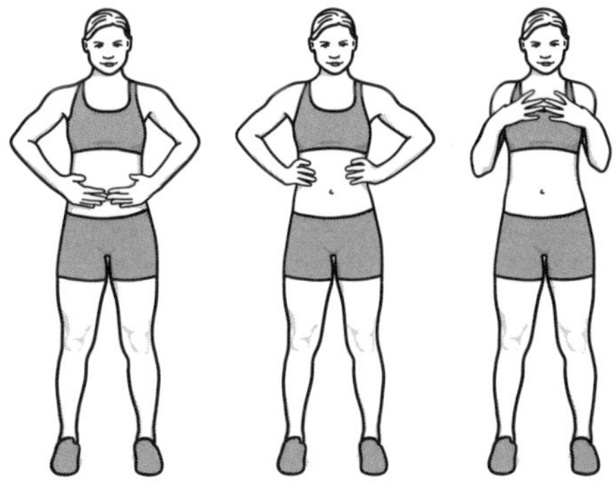

2 Leiteratmung

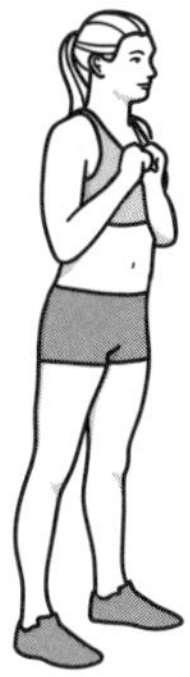

3 Seufzeratmung

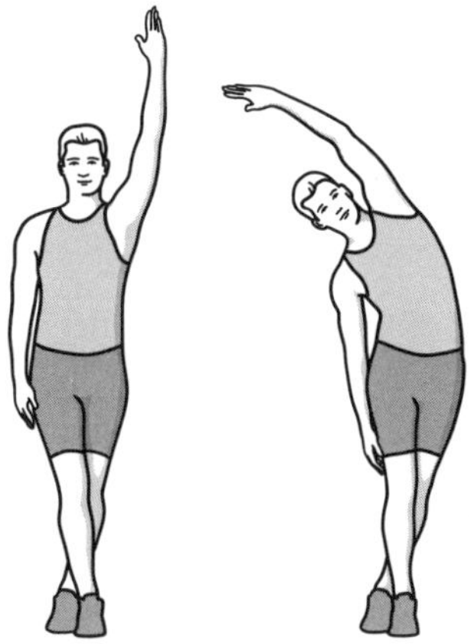

4 Seitliche Rippenatmung

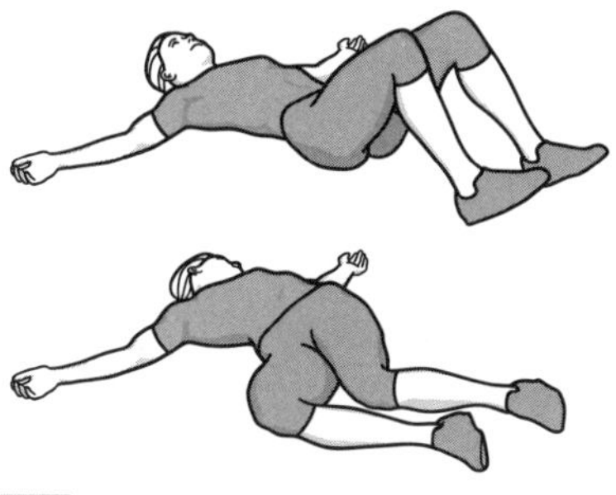

5 Brust-Gesäß-Mobilisation

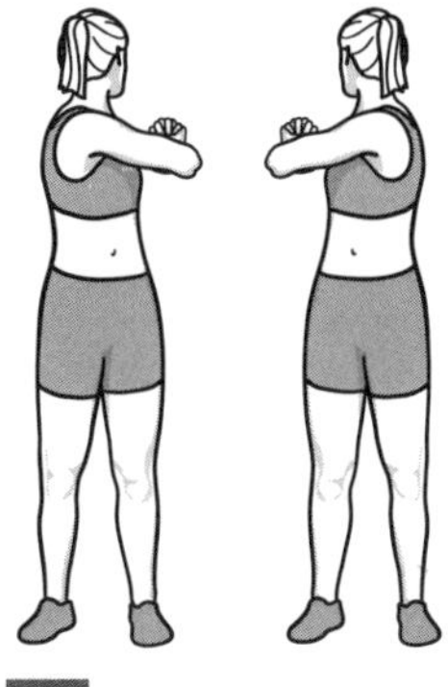

6 Oberkörper-Twist

34 Beweglichkeit aktiv erweitern – Hüfte, Wirbelsäule und Schultern mobilisieren für eine verbesserte Bewegungsqualität

1 **2** 3

Trainingsdauer: 15 Minuten

Wirkung: Durch gezielte Mobilisation aktivierst du das Zusammenspiel zwischen Nerven, Muskeln und Gelenken. Dein Bewegungsradius wächst, ohne dass du dich überdehnen musst.

	Übung	Belastungszeit	Sätze	Satzpause	Intensität	Seite
1	Becken- und Oberschenkel-mobilisation	30 Sek. pro Seite	2	30 Sek.	2	137
2	Schulter-Nacken-Mobilisation	30 Sek. pro Seite	2	30 Sek.	1	137
3	Unterschenkelmobilisation	30 Sek. pro Seite	2	30 Sek.	1	137
4	Brust-Gesäß-Mobilisation	30 Sek. pro Seite	2	30 Sek.	1	139
5	Ganzkörperstretch	1 Min. im Wechsel	1	–	1	137
6	Gesäßmobilisation im Drehsitz	30 Sek.	2	30 Sek.	2	136
7	Standwaage	30 Sek.	2	30 Sek.	3	139
8	Hüft- und Oberschenkel-mobilisation	30 Sek. pro Seite	1	–	2	139

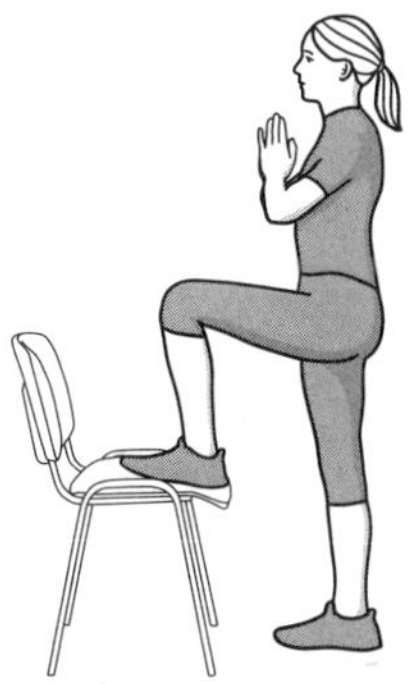

1 Becken- und Oberschenkelmobilisation

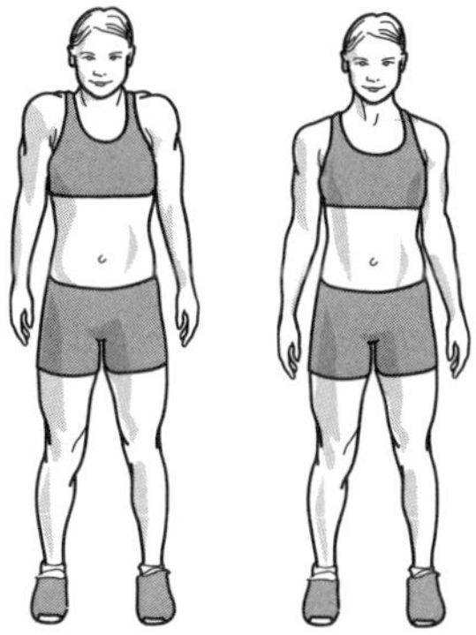

2 Schulter-Nacken-Mobilisation

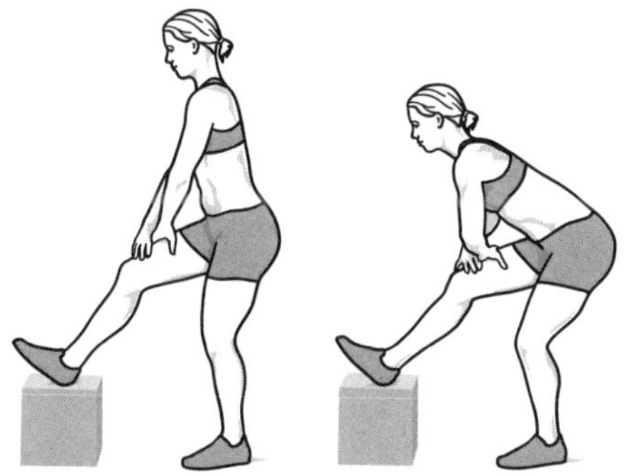

3 Unterschenkelmobilisation

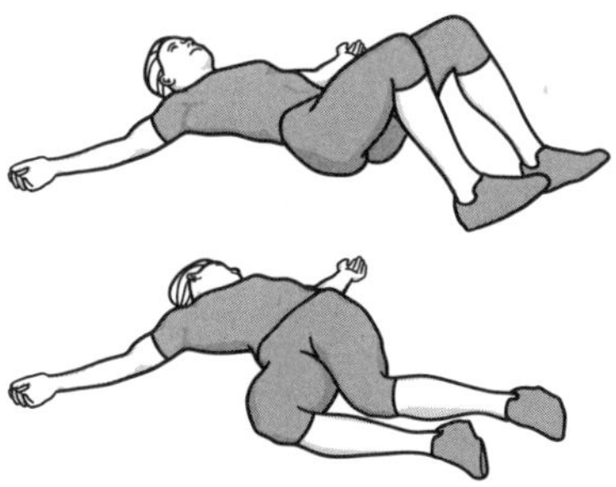

4 Brust-Gesäß-Mobilisation

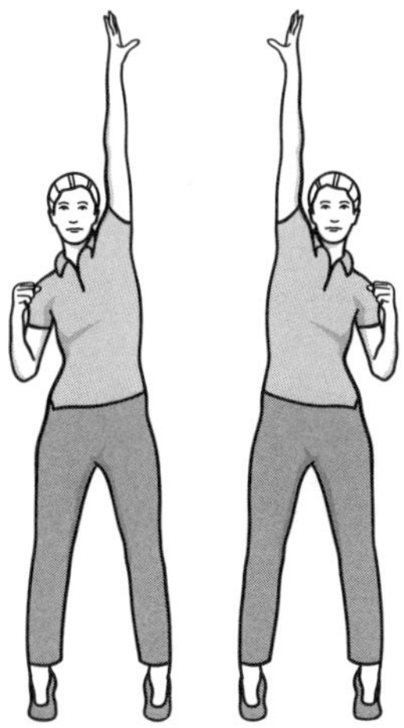

5 Ganzkörperstretch

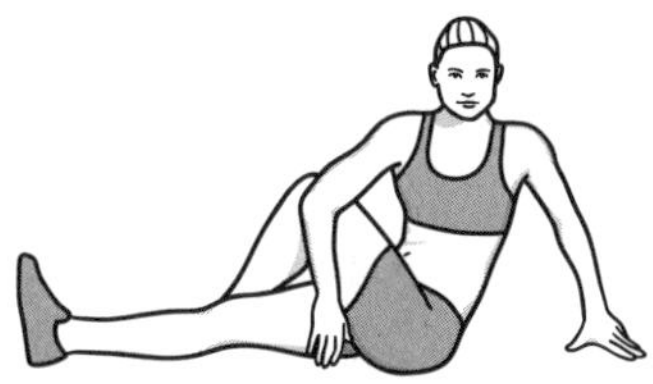

6 Gesäßmobilisation im Drehsitz

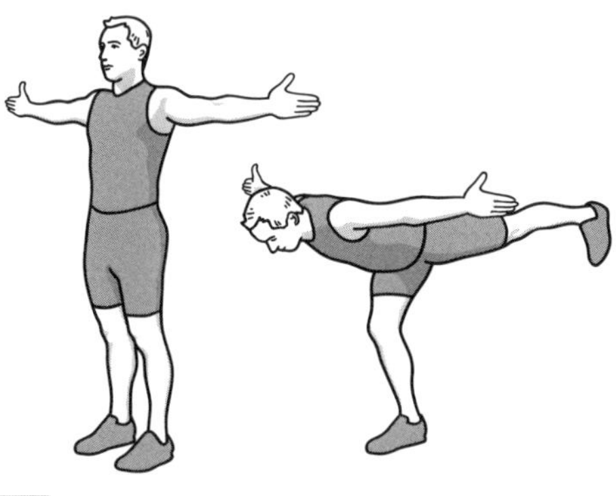

7 Standwaage

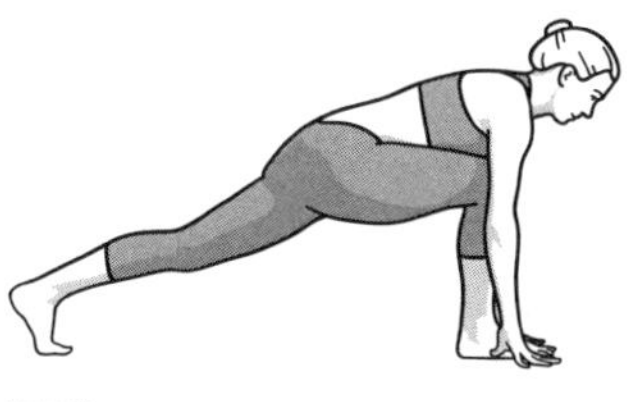

8 Hüft- und Oberschenkelmobilisation

35 Sicher laufen – mehr Stabilität in der Laufbewegung, besseres Abdruckverhalten, guter Gelenkschutz

1 2 **3**

Trainingsdauer: 14 Minuten

Wirkung: Du trainierst die neuronale Stabilität deiner Füße und Sprunggelenke. Dein Gehirn bekommt klarere Bewegungsinformationen, sodass du gleichmäßig und sicher läufst.

	Übung	Belastungszeit	Sätze	Satzpause	Intensität	Seite
1	Sprunggelenkmobilisation	30 Sek. pro Seite	2	30 Sek.	1	133
2	Großzehenmobilisation	1 Min.	1	–	1	132
3	Becken- und Oberschenkel-mobilisation	30 Sek. pro Seite	2	30 Sek.	2	137
4	Fußkanten-Switch	30 Sek. pro Seite	2	30 Sek.	1	133
5	Beidbeinige Sprünge	30 Sek.	2	30 Sek.	3	138
6	Einbeinige Sprünge	30 Sek.	2	30 Sek.	3	138
7	Wippen	1 Min.	1	–	1	135
8	Wandsitz	30 Sek.	2	30 Sek.	3	140

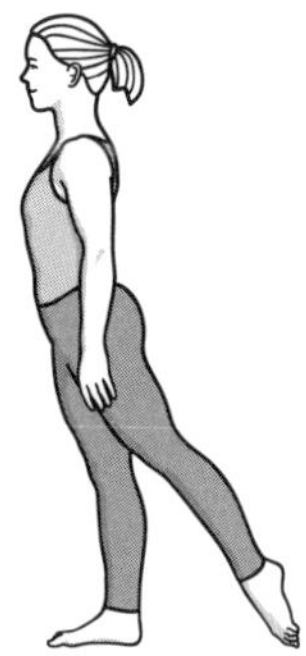

1 Sprunggelenk-mobilisation

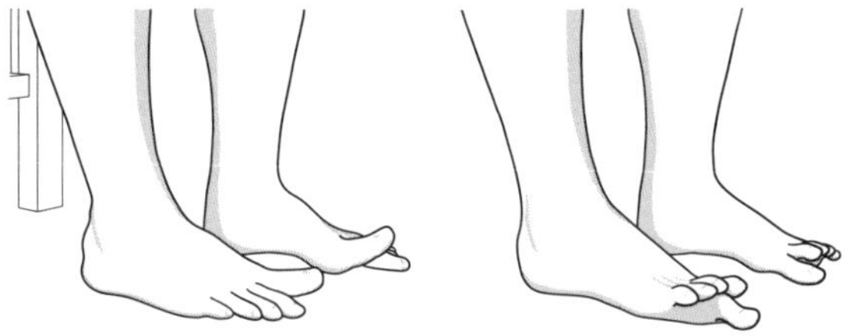

2 Großzehenmobilisation

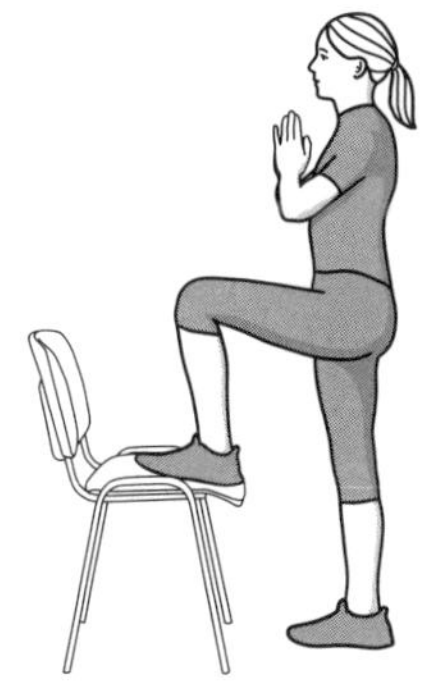

3 Becken- und Oberschenkelmobilisation

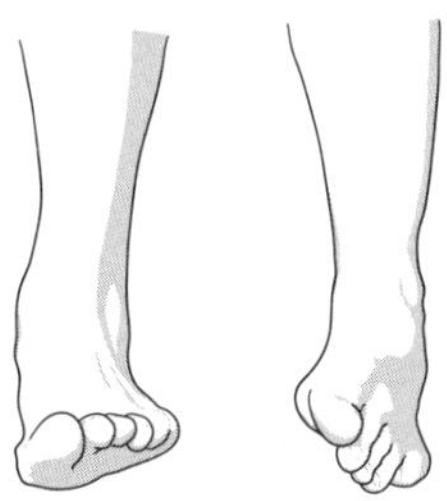

4 Fußkanten-Switch

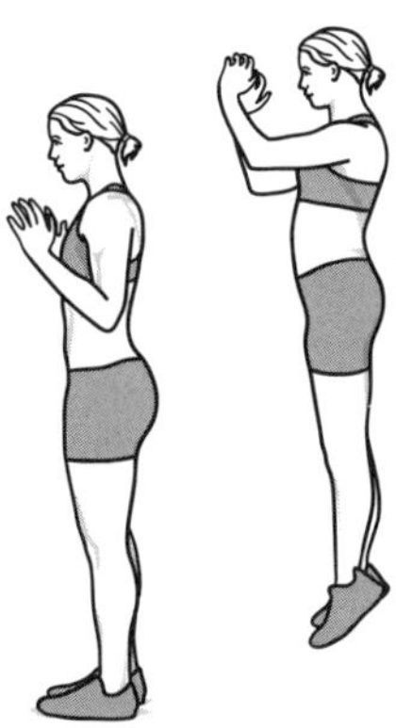

5 Beidbeinige Sprünge

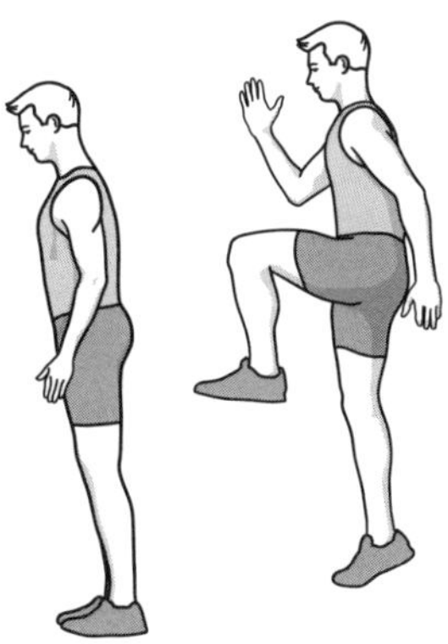

6 Einbeinige Sprünge

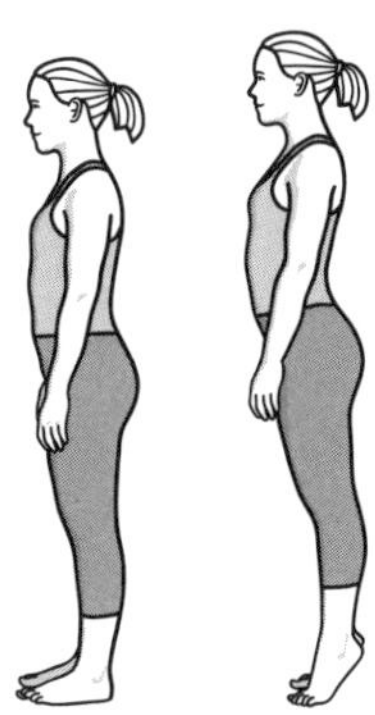

7 Wippen

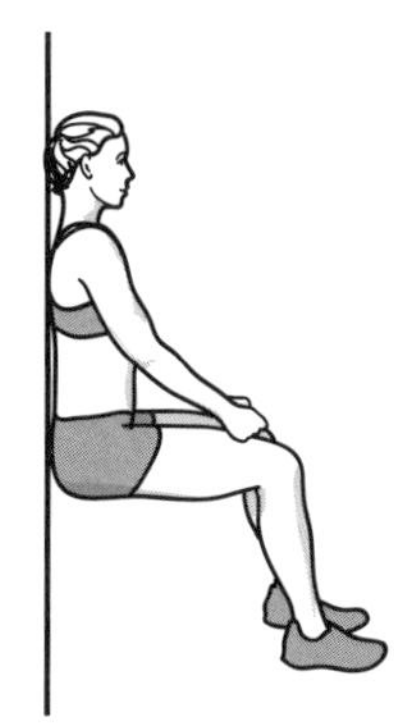

8 Wandsitz

36 Isometrisch stark – effektiver Muskelaufbau und Core-Stabilität

1 2 **3**

Trainingsdauer: 15 Minuten

Wirkung: Du baust Kraft über bewusste Spannung auf. Das trainiert dein Gehirn, Stabilität zu halten und Bewegung gezielt zu kontrollieren. Dein Körper wird stärker, ohne sich zu verspannen.

	Übung	Belastungszeit	Sätze	Satzpause	Intensität	Seite
1	Zwerchfelldehnung	1 Min.	1	–	1	123
2	Gegensätzliche Kopf- und Armrotation	1 Min. im Wechsel	2	30 Sek.	2	130
3	Oberkörper-Twist	1 Min. im Wechsel	2	30 Sek.	2	131
4	Kombinierte Nackenrotation	1 Min. im Wechsel	2	30 Sek.	1	127
5	Kombinierte Nackenbeugung und -streckung	30 Sek. im Wechsel	2	30 Sek.	1	128
6	Aktive Seitneige	30 Sek. pro Seite	2	30 Sek.	1	139
7	Crunch aus dem Vierfüßlerstand	30 Sek.	2	30 Sek.	3	142
8	Stabilisation im Vierfüßlerstand	1 Min.	1	–	3	142

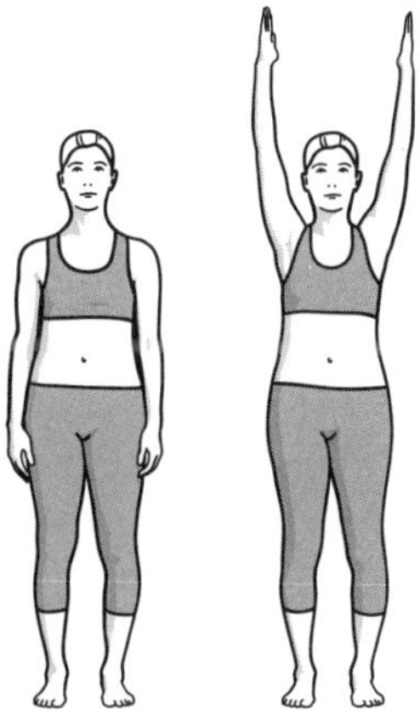

1 Zwerchfelldehnung

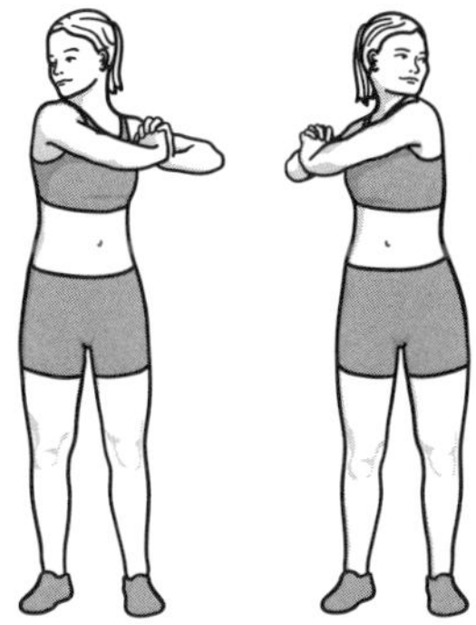

2 Gegensätzliche Kopf- und Armrotation

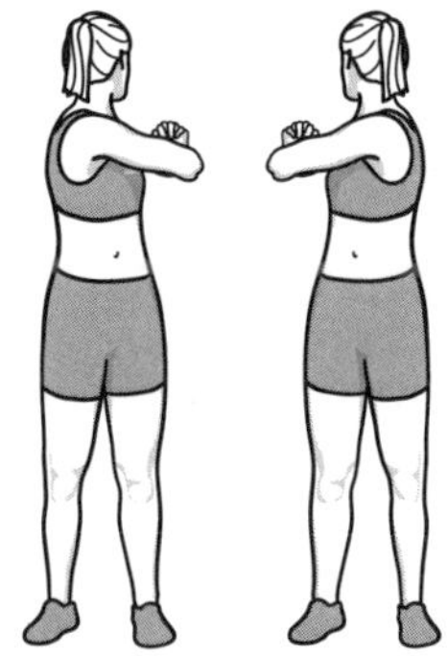

3 Oberkörper-Twist

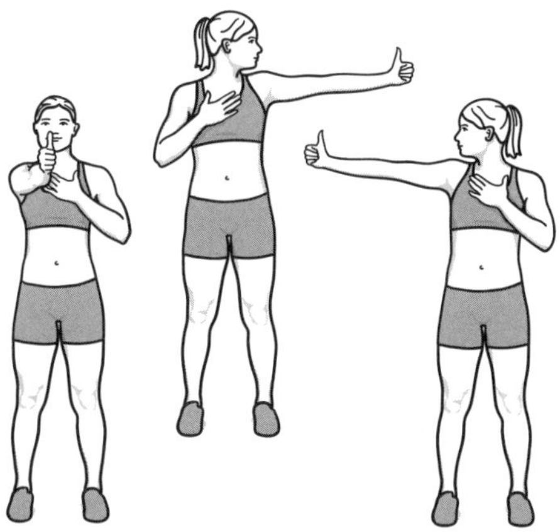

4 Kombinierte Nackenrotation

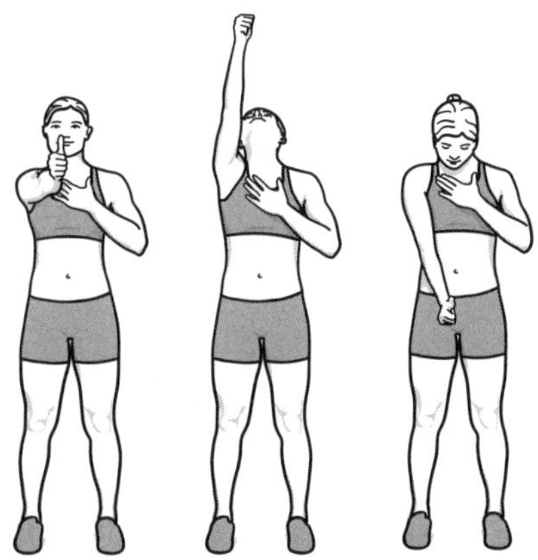

5 Kombinierte Nackenbeugung und -streckung

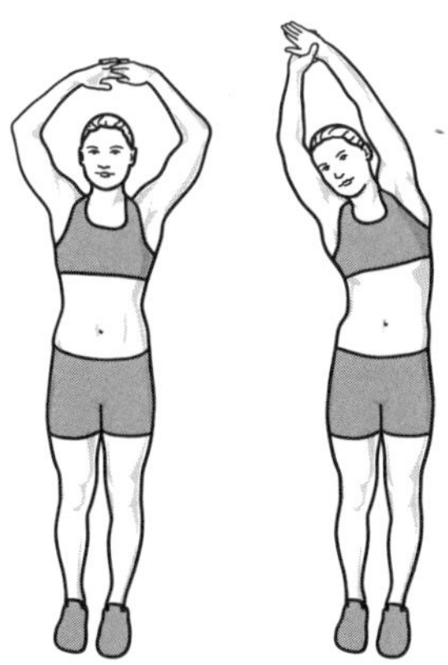

6 Aktive Seitneige

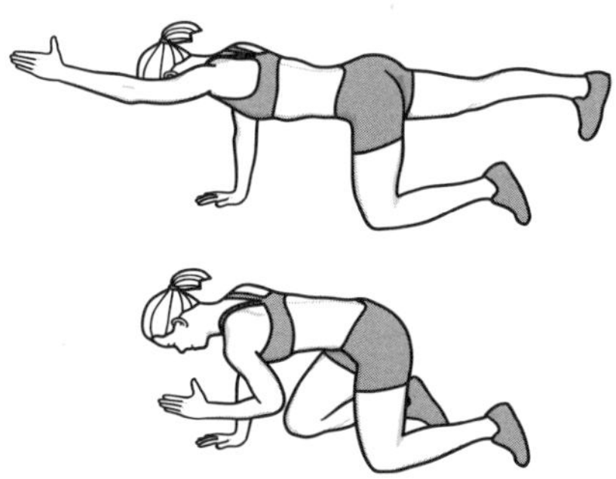

7 Crunch aus dem Vierfüßlerstand

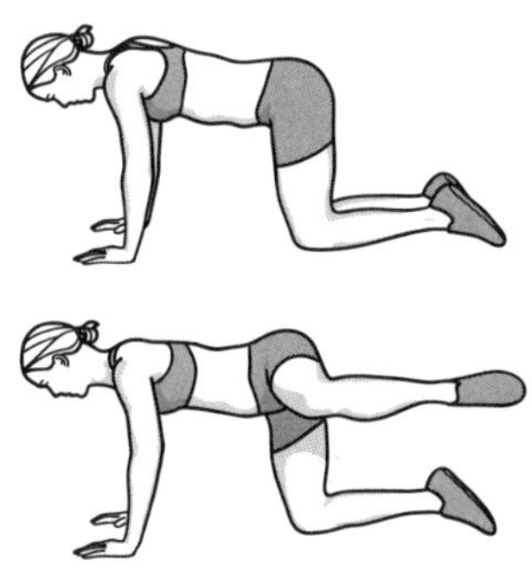

8 Stabilisation im Vierfüßlerstand

37 Schneller reagieren, klarer sehen – mehr Übersicht und Reaktionsfähigkeit durch visuelles Training

1 2 3

Trainingsdauer: 9 Minuten

Wirkung: Du schulst die Verbindung zwischen Auge, Gleichgewicht und Motorik. Dein Gehirn lernt, Reize schneller zu verarbeiten und du reagierst präzise und gelassen.

	Übung	Belastungszeit	Sätze	Satzpause	Intensität	Seite
1	Zwerchfelldehnung	1 Min.	1	–	1	123
2	Blickstabilisierung	30 Sek.	2	30 Sek.	1	126
3	Blicksprünge rechts und links	30 Sek.	2	30 Sek.	1	125
4	Blicksprünge nah und fern	30 Sek.	2	30 Sek.	1	125
5	Augenkreise	30 Sek. pro Richtung	2	30 Sek.	1	125
6	Seufzeratmung	1 Min.	1	–	1	124

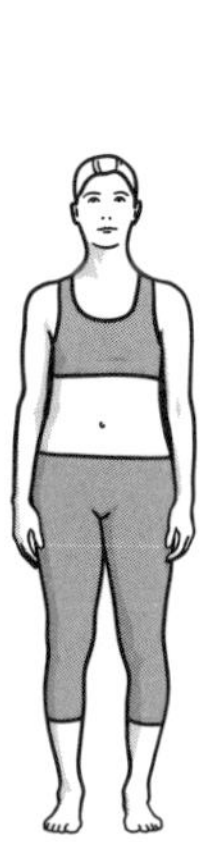

1 Zwerchfelldehnung

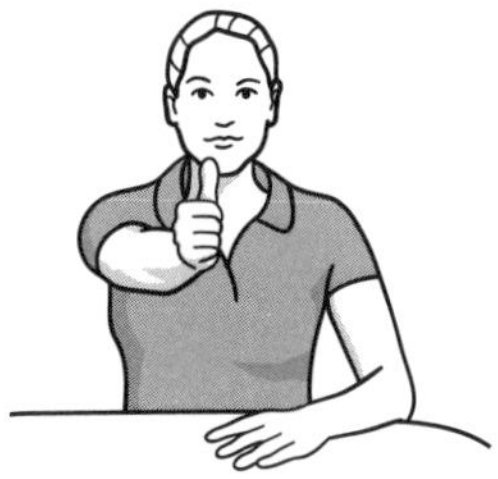

2 Blickstabilisierung

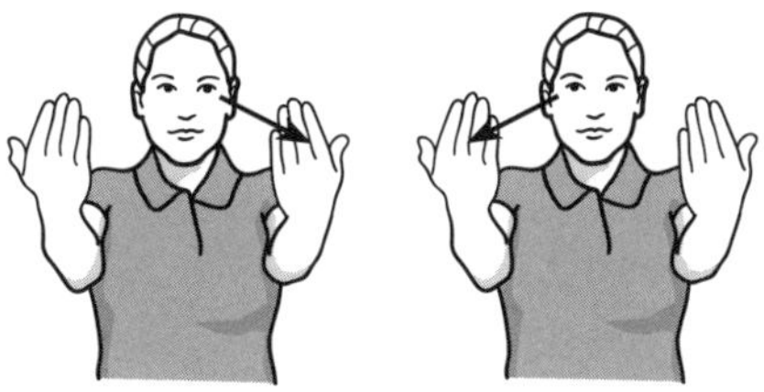

3 Blicksprünge rechts und links

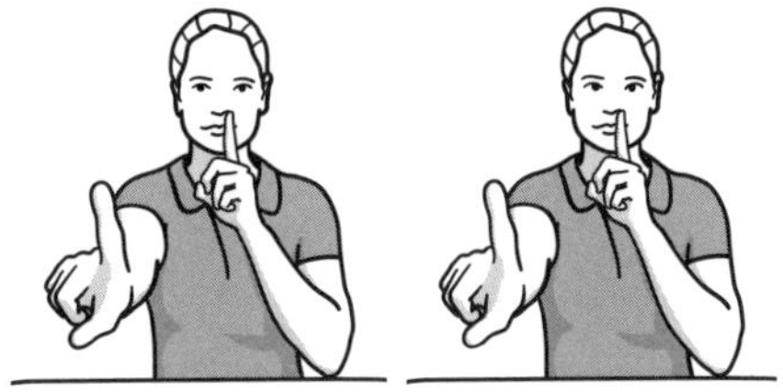

4 Blicksprünge nah und fern

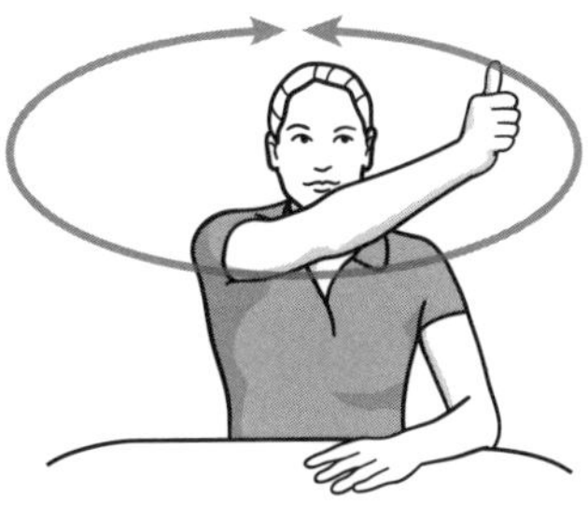

5 Augenkreise

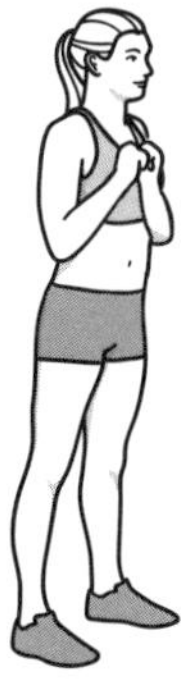

6 Seufzeratmung

38 Stabil springen und landen – sichere Sprunggelenke und Gleichgewicht für explosive Kraft

1 2 **3**

Trainingsdauer: 14 Minuten

Wirkung: Du trainierst die Koordination zwischen dem Gleichgewichtssystem und der Muskulatur. Dein Gehirn speichert sichere Bewegungsabläufe, du landest kontrolliert und schützt deine Gelenke.

	Übung	Belastungszeit	Sätze	Satzpause	Intensität	Seite
1	Großzehenmobilisation	1 Min.	1	–	1	132
2	Fußkanten-Switch	30 Sek. pro Seite	2	30 Sek.	1	133
3	Sprunggelenkmobilisation	30 Sek. pro Seite	2	30 Sek.	1	133
4	Beidbeinige Sprünge	30 Sek.	2	30 Sek.	3	138
5	Einbeinige Sprünge	30 Sek.	2	30 Sek.	3	138
6	Becken- und Oberschenkelmobilisation	30 Sek. pro Seite	2	30 Sek.	2	137
7	Kniebeuge	30 Sek.	2	30 Sek.	3	140
8	Wippen	1 Min.	1	–	1	135

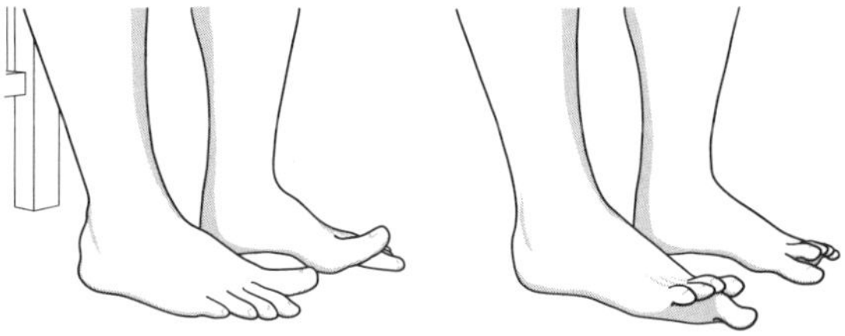

1 Großzehenmobilisation

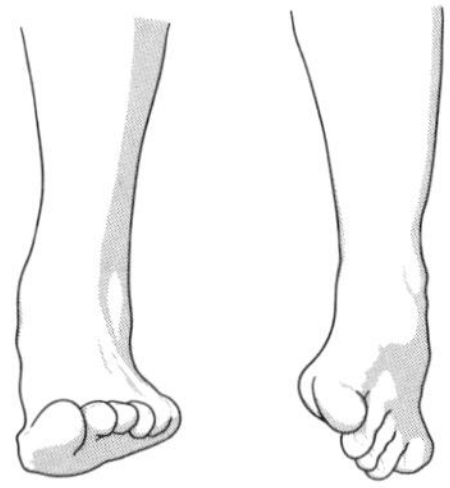

2 Fußkanten-Switch

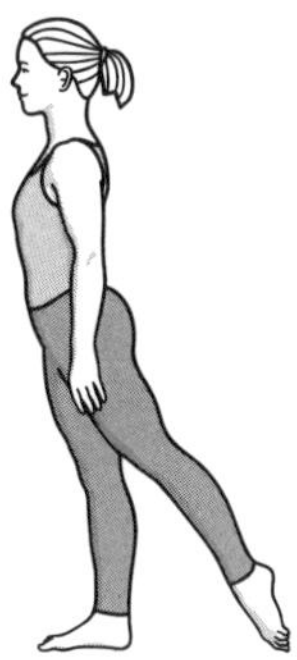

3 Sprunggelenkmobilisation

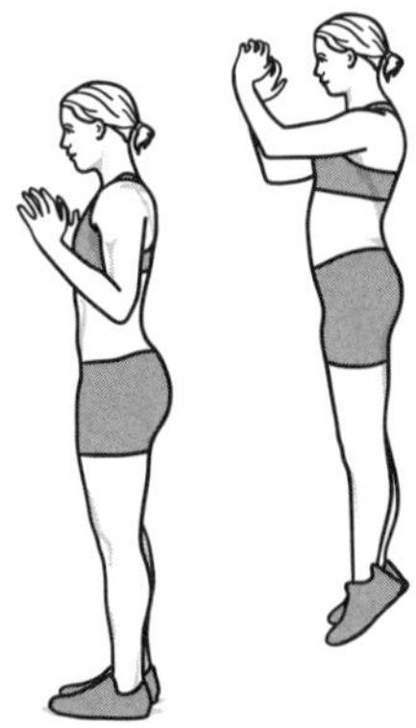

4 Beidbeinige Sprünge

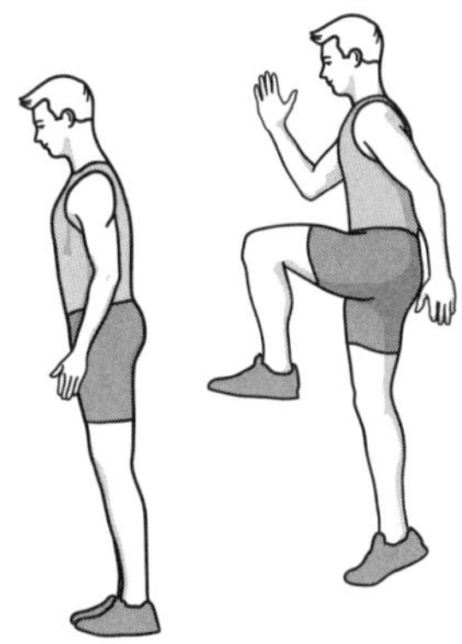

5 Einbeinige Sprünge

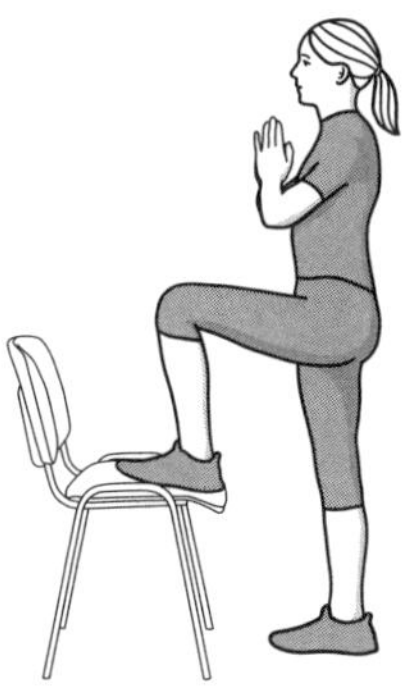

6 Becken- und Oberschenkelmobilisation

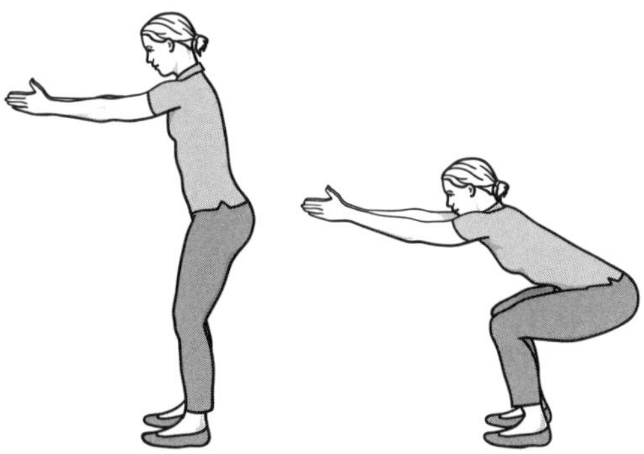

7 Kniebeuge

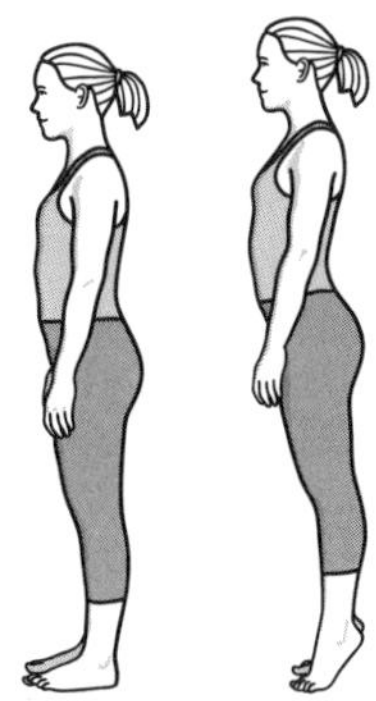

8 Wippen

39 Zentrum kontrollieren, Power entfalten – mehr Spannung und Stabilität im Core für saubere Bewegungen

1 2 **3**

Trainingsdauer: 15 Minuten
Wirkung: Du lernst, Spannung im Core gezielt zu regulieren. Dein Gehirn steuert Kraft und Bewegungsenergie effizienter, sodass jede Bewegung präziser und kontrollierter wird.

	Übung	Belastungszeit	Sätze	Satzpause	Intensität	Seite
1	Gegensätzliche Kopf- und Armrotation	1 Min. im Wechsel	2	30 Sek.	2	130
2	Oberkörper-Twist	1 Min. im Wechsel	2	30 Sek.	2	131
3	Ausfallschritt	30 Sek. im Wechsel	2	30 Sek.	2	141
4	Unterarmstütz	30 Sek.	2	30 Sek.	3	138
5	Bergsteiger	30 Sek.	2	30 Sek.	3	140
6	Seitlicher Bergsteiger	30 Sek.	2	30 Sek.	3	140
7	Crunch aus dem Vierfüßlerstand	30 Sek.	2	30 Sek.	3	142
8	Stabilisation im Vierfüßlerstand	30 Sek.	2	30 Sek.	3	142

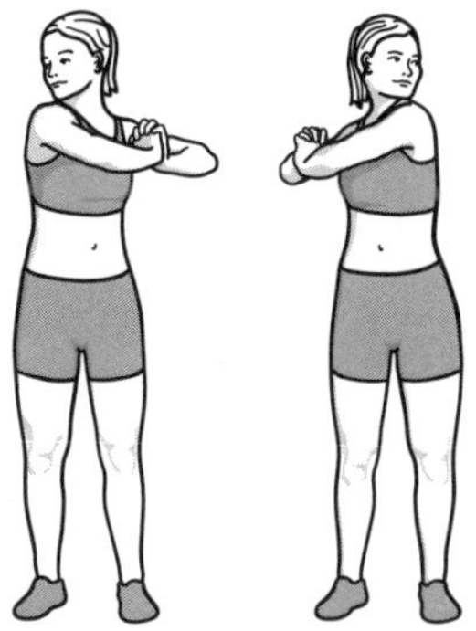

1 Gegensätzliche Kopf- und Armrotation

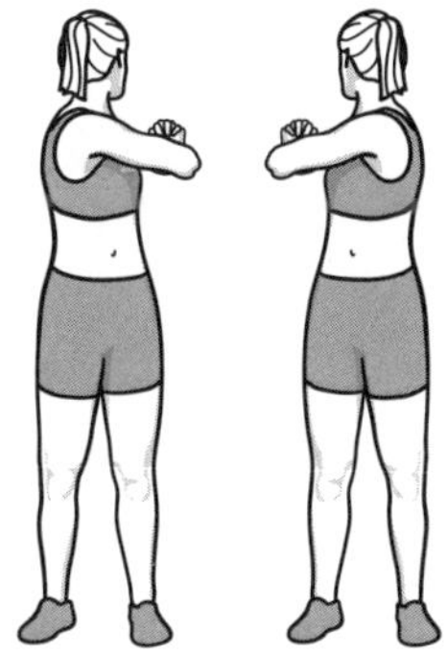

2 Oberkörper-Twist

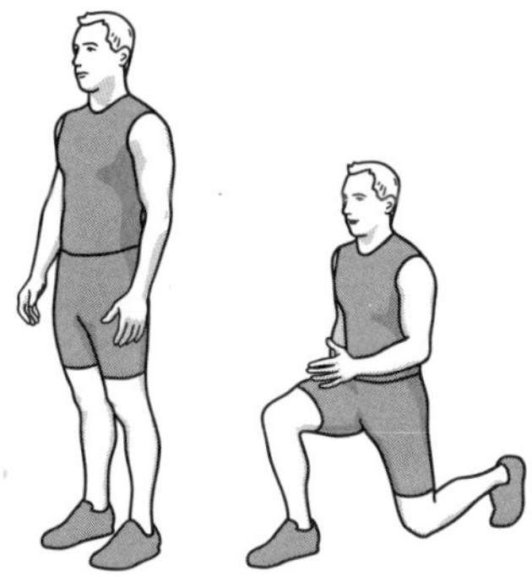

3 Ausfallschritt

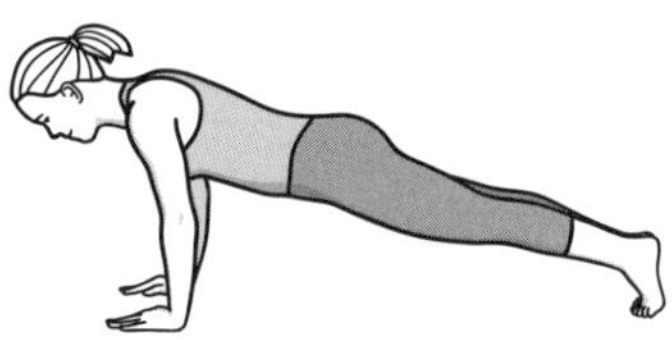

4 Unterarmstütz

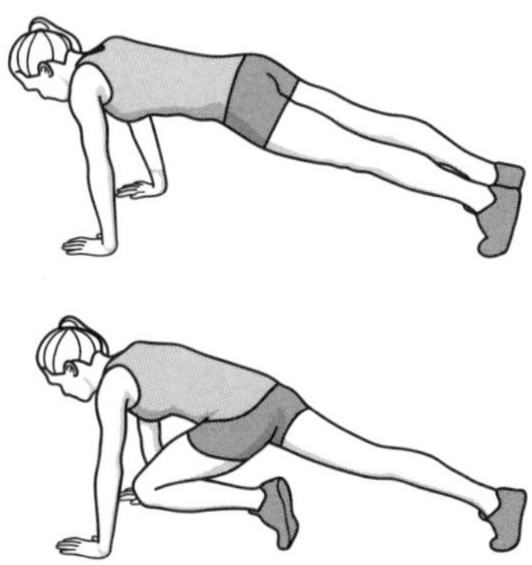

5 Bergsteiger

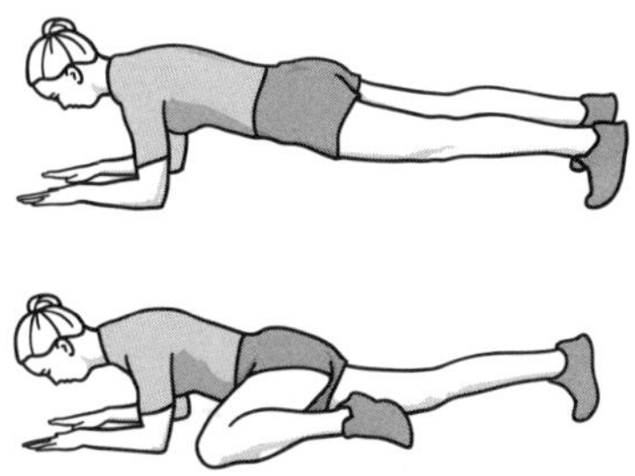

6 Seitlicher Bergsteiger

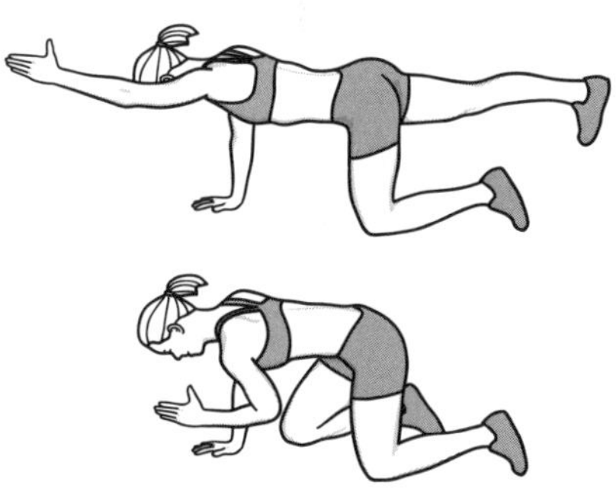

7 Crunch aus dem Vierfüßlerstand

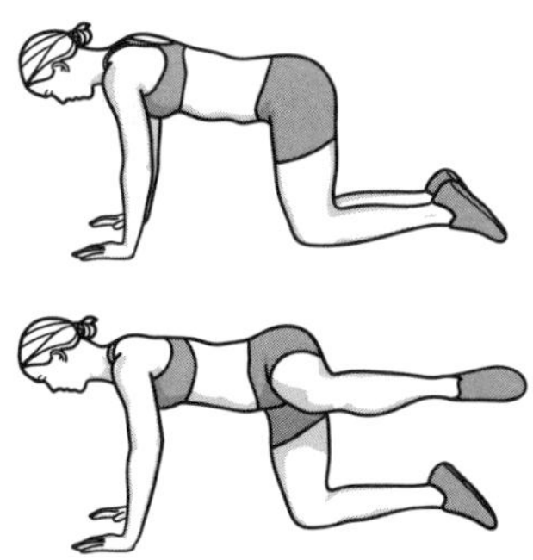

8 Stabilisation im Vierfüßlerstand

40 Reaktionsschnell im Kopf und Körper – visuelle und kognitive Schnelligkeit für jede Sportart

1 **2** 3

Trainingsdauer: 10 Minuten

Wirkung: Du kombinierst visuelle und motorische Reize. Das verbessert die Verarbeitungsgeschwindigkeit im Gehirn und du bleibst fokussiert, beweglich und handlungsfähig.

	Übung	Belastungszeit	Sätze	Satzpause	Intensität	Seite
1	Zwerchfelldehnung	1 Min.	1	–	1	123
2	Blickstabilisierung	30 Sek.	2	30 Sek.	1	126
3	Blicksprünge nah und fern	30 Sek.	2	30 Sek.	1	125
4	Ellenbogen-Knie-Wechsel	1 Min.	1	–	1	136
5	Augenfolgebewegung oben und unten	30 Sek.	2	30 Sek.	1	126
6	Augenfolgebewegung rechts und links	30 Sek.	2	30 Sek.	1	126
7	Hinlegen und Aufstehen	1 Min.	1	–	2	128
8	Vorwärts- und Rückwärtslaufen	1 Min.	1	–	2	128

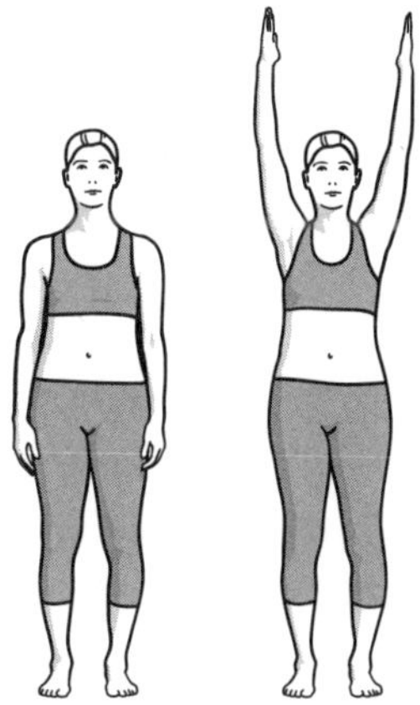

1 Zwerchfelldehnung

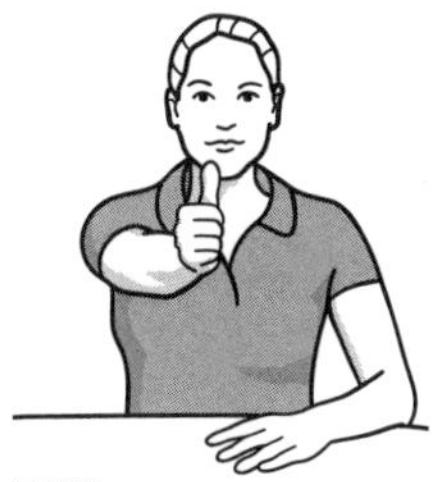

2 Blickstabilisierung

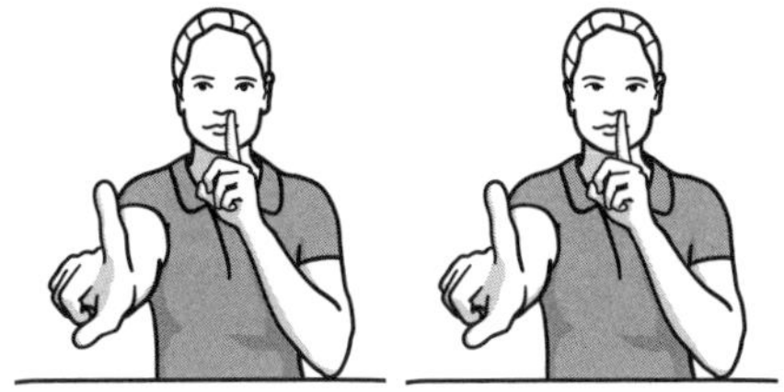

3 Blicksprünge nah und fern

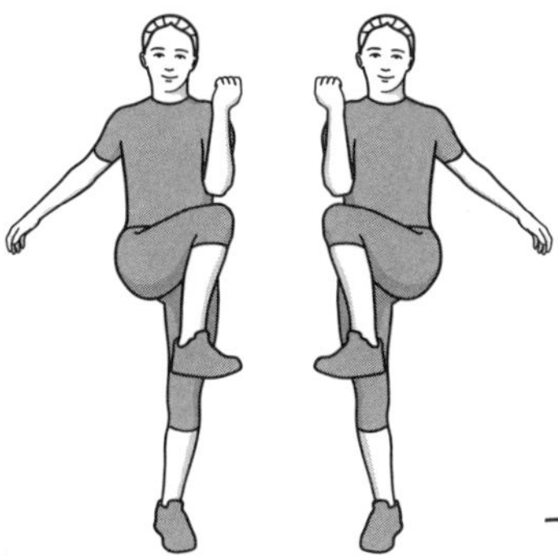

4 Ellenbogen-Knie-Wechsel

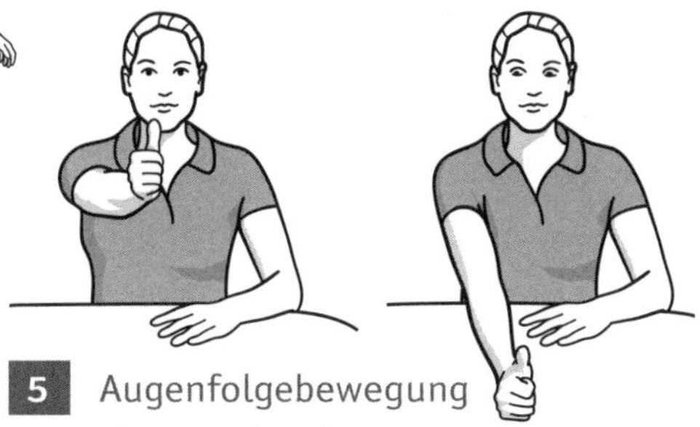

5 Augenfolgebewegung oben und unten

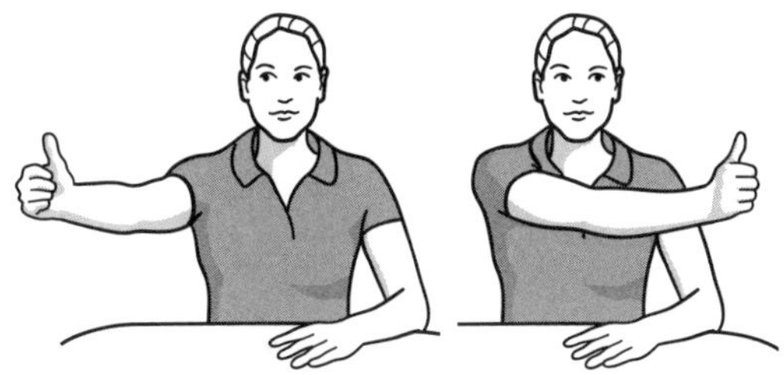

6 Augenfolgebewegung rechts und links

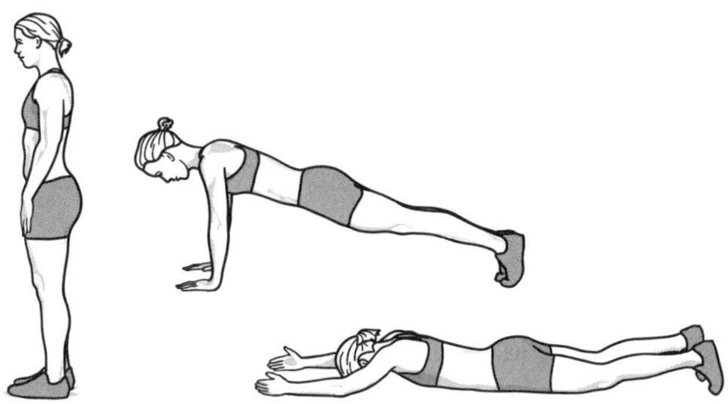

7 Hinlegen und Aufstehen

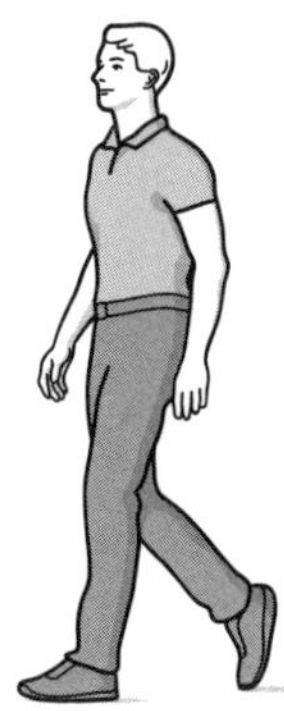

8 Vorwärts- und Rückwärtslaufen

41 Blick stabilisieren, Power halten – besser orientieren unter Belastung: Fokus beim Fahren und Laufen

1 2 3

Trainingsdauer: 14 Minuten
Wirkung: Du trainierst deine Augenmuskulatur und die Verbindung zum Gleichgewichtssystem. Du bleibst auch bei Bewegung orientiert und stabilisierst deine Haltung und deine Leistung.

	Übung	Belastungszeit	Sätze	Satzpause	Intensität	Seite
1	Blickstabilisierung	30 Sek.	2	30 Sek.	1	126
2	Augenkreise	30 Sek. pro Richtung	2	30 Sek.	1	125
3	Ja-Sager	30 Sek.	2	30 Sek.	1	127
4	Nein-Sager	30 Sek.	2	30 Sek.	1	127
5	Augenfolgebewegung oben und unten	30 Sek.	2	30 Sek.	1	126
6	Augenfolgebewegung rechts und links	30 Sek.	2	30 Sek.	1	126
7	Kombinierte Nackenrotation	1 Min. im Wechsel	2	30 Sek.	1	127
8	Kombinierte Nackenbeugung und -streckung	30 Sek. im Wechsel	2	30 Sek.	1	128

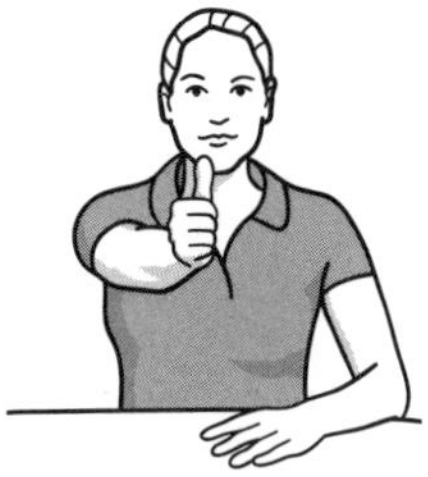

1 Blickstabilisierung

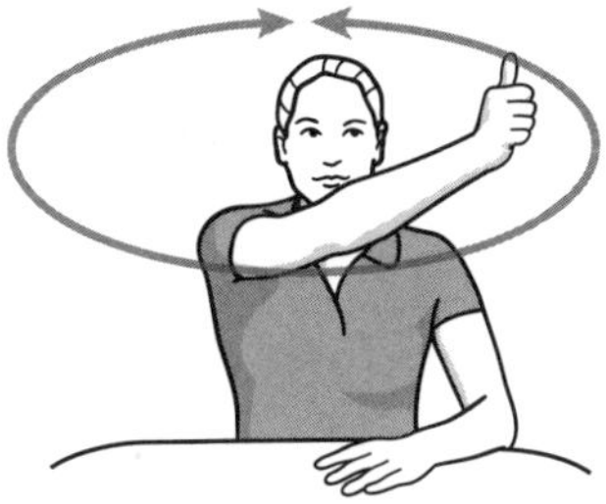

2 Augenkreise

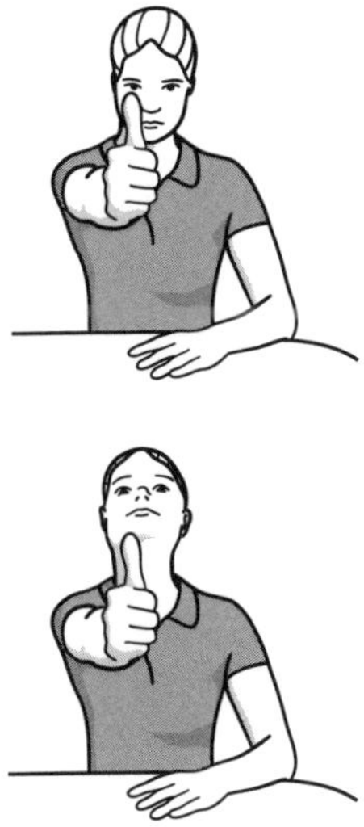

3 Ja-Sager

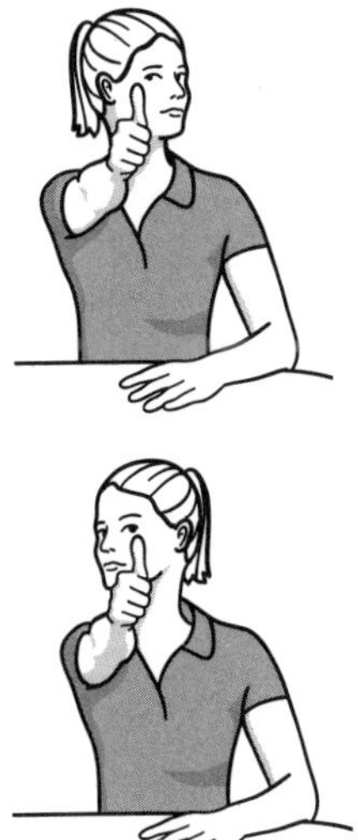

4 Nein-Sager

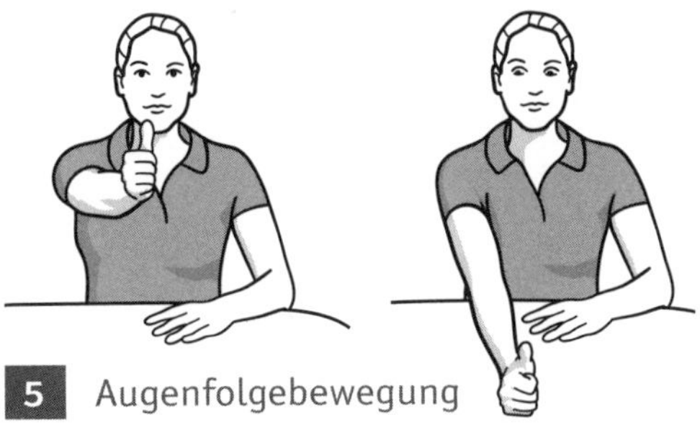

5 Augenfolgebewegung oben und unten

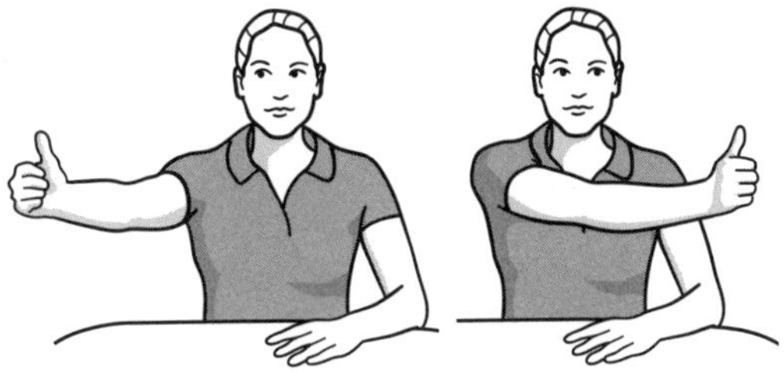

6 Augenfolgebewegung rechts und links

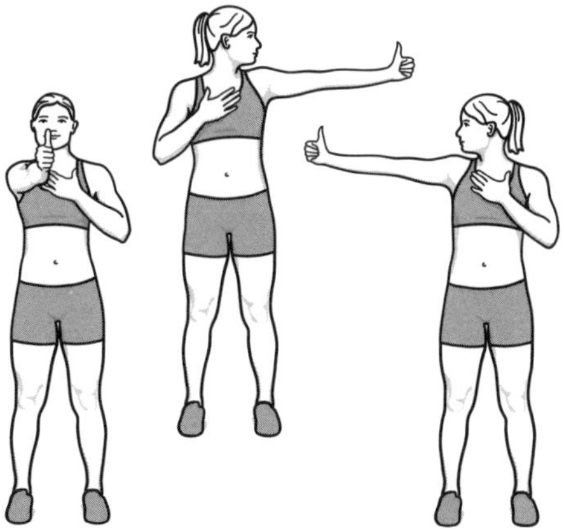

7 Kombinierte Nackenrotation

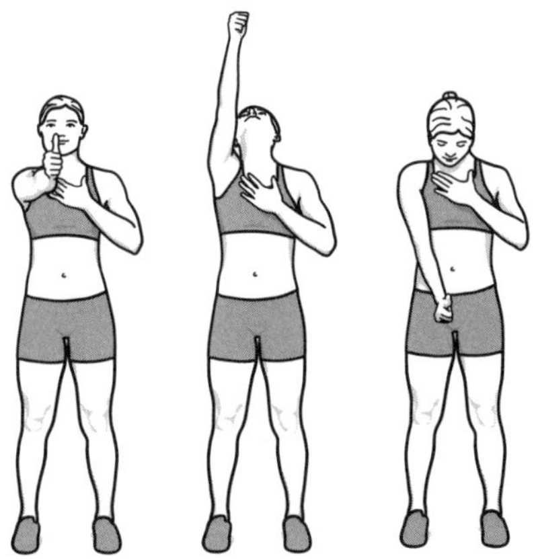

8 Kombinierte Nackenbeugung und -streckung

42 Mehr Rotation, mehr Präzision – gezielte Ansteuerung von Brustwirbelsäule und Becken für dynamische Sportarten

1 2 3

Trainingsdauer: 13 Minuten
Wirkung: Du schulst die rotatorische Beweglichkeit deiner Wirbelsäule. Dein Gehirn bekommt präzise Bewegungsdaten und du gewinnst Kontrolle, Dynamik und Kraft.

	Übung	Belastungszeit	Sätze	Satzpause	Intensität	Seite
1	Zwerchfelldehnung	1 Min.	1	–	1	123
2	Kopfrotation mit Widerstand	1 Min. im Wechsel	1	–	1	130
3	Rumpfrotation mit Armen	1 Min. im Wechsel	1	–	1	130
4	Gegensätzliche Kopf- und Armrotation	1 Min. im Wechsel	2	30 Sek.	2	130
5	Oberkörper-Twist	1 Min. im Wechsel	2	30 Sek.	2	131
6	Beckenkreise	30 Sek.	2	30 Sek.	1	131
7	Brust-Gesäß-Mobilisation	30 Sek. pro Seite	2	30 Sek.	1	139
8	Gesäßmobilisation im Drehsitz	1 Min.	1	–	2	136

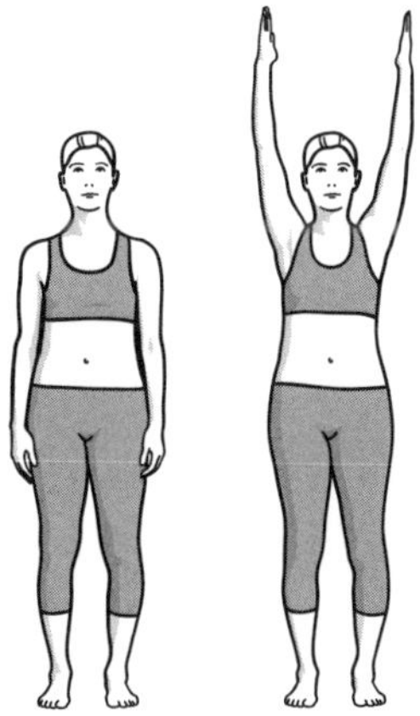

1 Zwerchfelldehnung

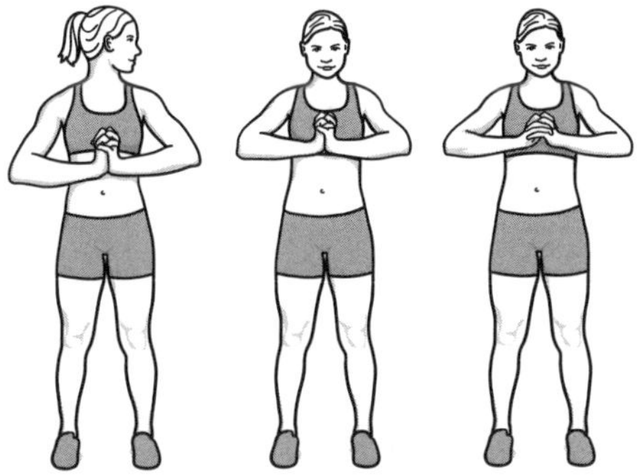

2 Kopfrotation mit Widerstand

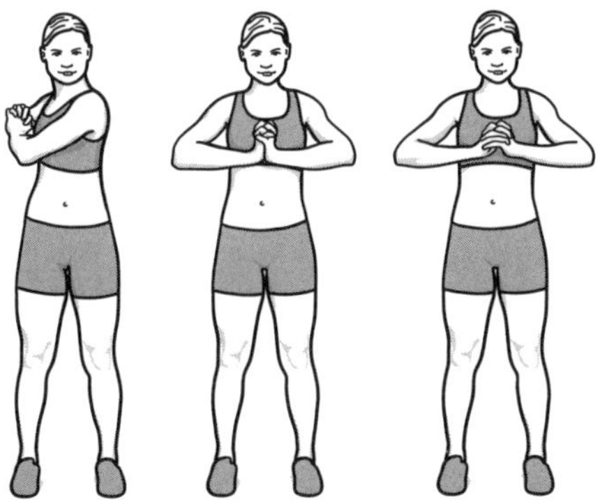

3 Rumpfrotation mit Armen

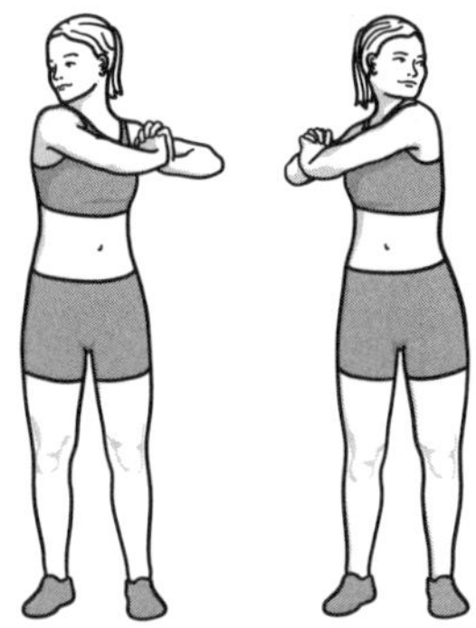

4 Gegensätzliche Kopf- und Armrotation

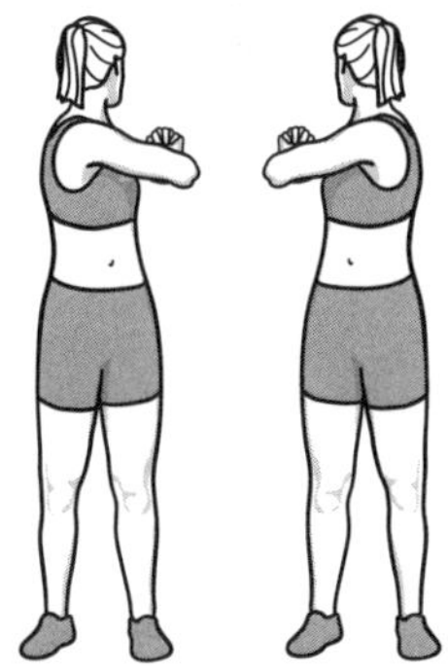

5 Oberkörper-Twist

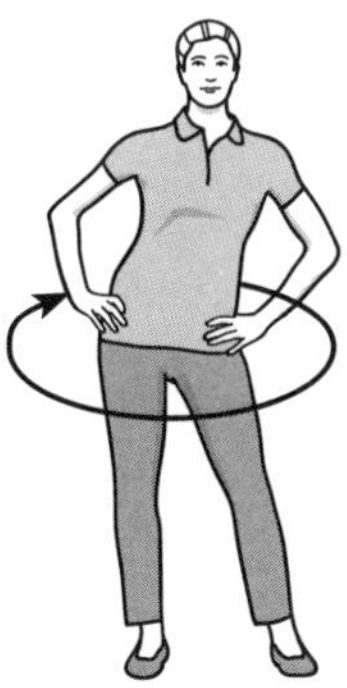

6 Beckenkreise

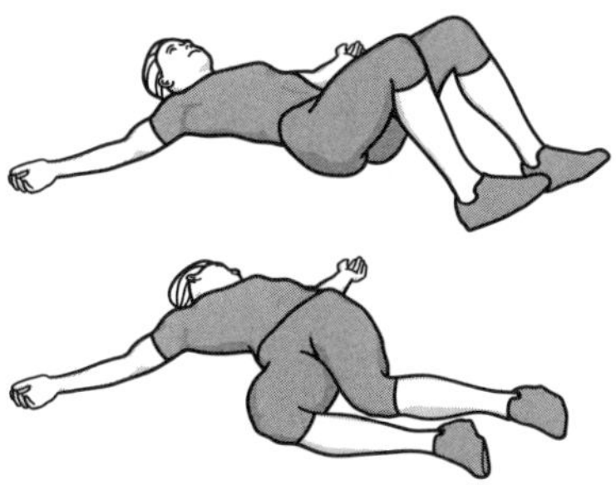

7 Brust-Gesäß-Mobilisation

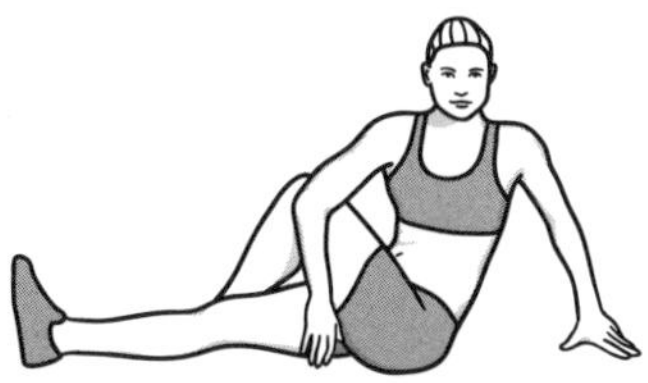

8 Gesäßmobilisation im Drehsitz

43 Mehr Atemkontrolle, längere Belastung – Atmung leistungsfähig nutzen für Ausdauer und Fokus

1 2 3

Trainingsdauer: 7 Minuten
Wirkung: Du lernst, Atem und Bewegung zu synchronisieren. Dein Gehirn reguliert die Belastung besser – du bleibst konzentriert und belastbar.

	Übung	Belastungszeit	Sätze	Satzpause	Intensität	Seite
1	Zwerchfelldehnung	1 Min.	1	–	1	123
2	Leiteratmung	1 Min.	1	–	1	123
3	Seufzeratmung	1 Min.	1	–	1	124
4	Seitliche Rippenatmung	1 Min. pro Seite	1	–	1	124
5	Wirbelsäulenbeugung und -streckung	1 Min.	1	–	1	129
6	Ganzkörperstretch	1 Min. im Wechsel	1	–	1	137

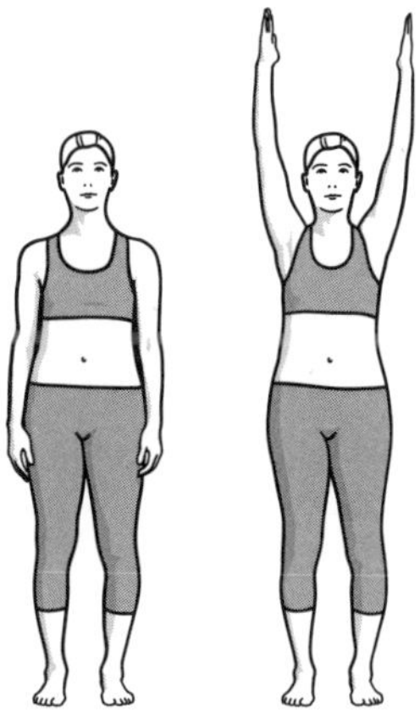

1 Zwerchfelldehnung

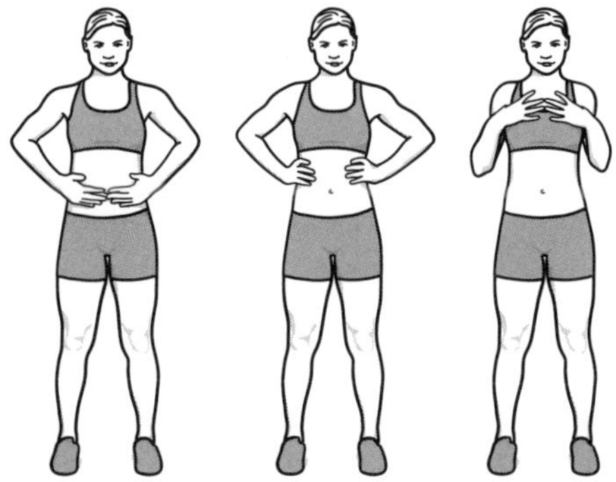

2 Leiteratmung

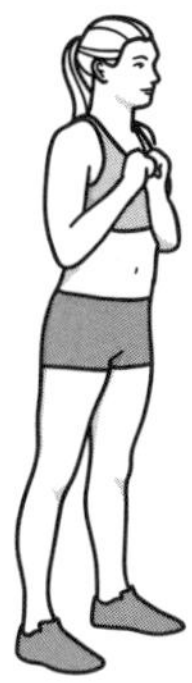

3 Seufzeratmung

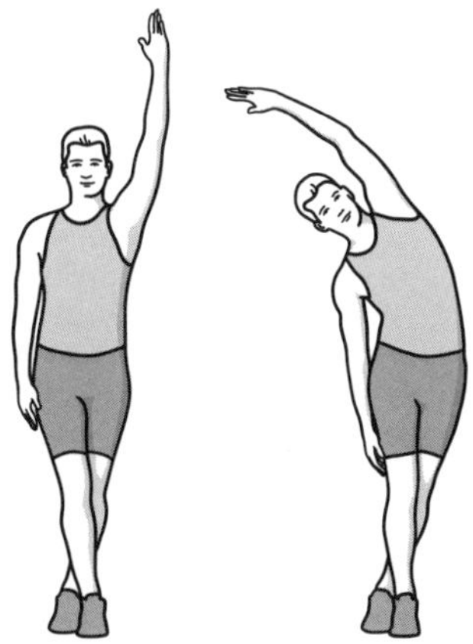

4 Seitliche Rippenatmung

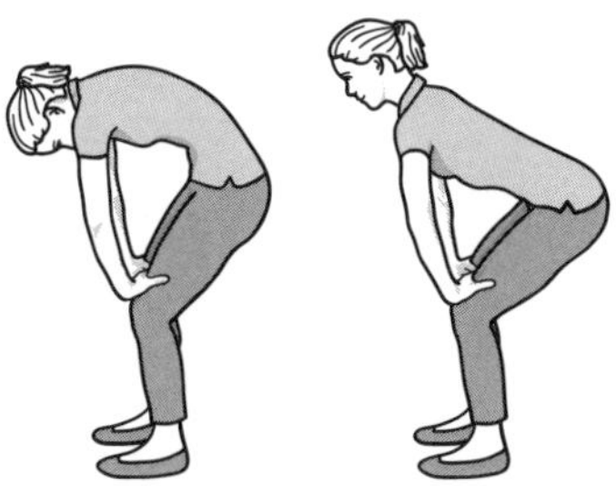

5 Wirbelsäulenbeugung und -streckung

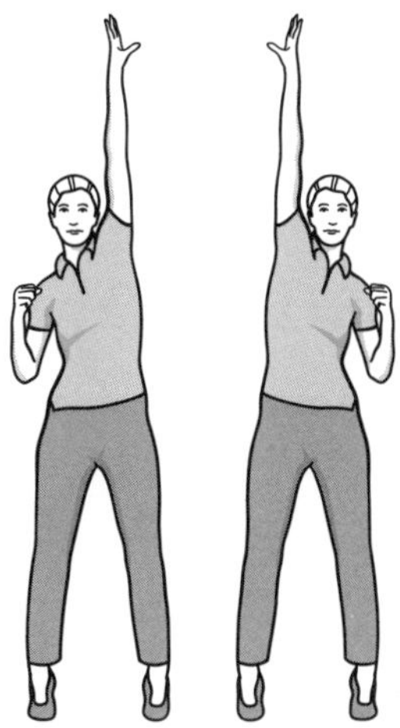

6 Ganzkörperstretch

44 Mentale Klarheit unter Belastung – Nervensystem trainieren für klare Entscheidungen

1 **2** 3

Trainingsdauer: 11 Minuten
Wirkung: Du trainierst dein Nervensystem dazu, unter Druck ruhig zu bleiben. So verbindest du körperliche Bewegung mit mentaler Stabilität und Entscheidungsfähigkeit.

	Übung	Belastungszeit	Sätze	Satzpause	Intensität	Seite
1	Zwerchfelldehnung	1 Min.	1	–	1	123
2	Gegensätzliche Kopf- und Armrotation	1 Min. im Wechsel	1	–	2	130
3	Wirbelsäulenbeugung und -streckung	1 Min.	1	–	1	129
4	Seitneige mit Brustkorbbewegung	30 Sek. pro Seite	2	30 Sek.	1	129
5	Ja-Sager	30 Sek.	2	30 Sek.	1	127
6	Nein-Sager	30 Sek.	2	30 Sek	1	127
7	Standwaage	30 Sek.	2	30 Sek.	3	139
8	Seufzeratmung	1 Min.	1	–	1	124

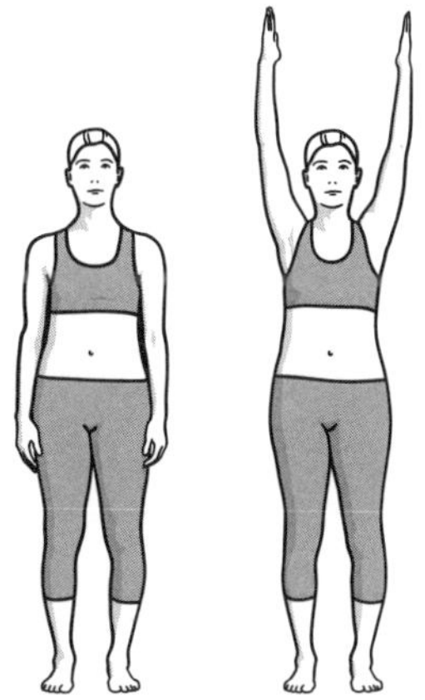

1 Zwerchfelldehnung

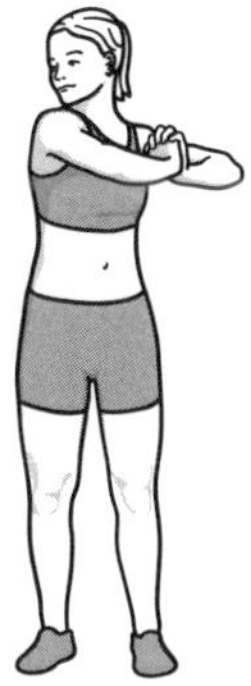

2 Gegensätzliche Kopf- und Armrotation

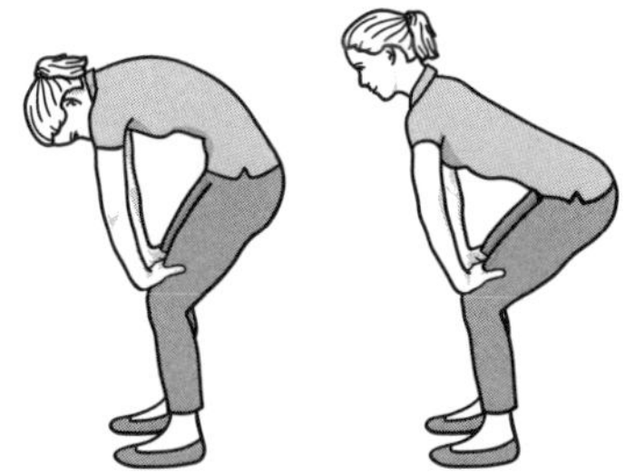

3 Wirbelsäulenbeugung und -streckung

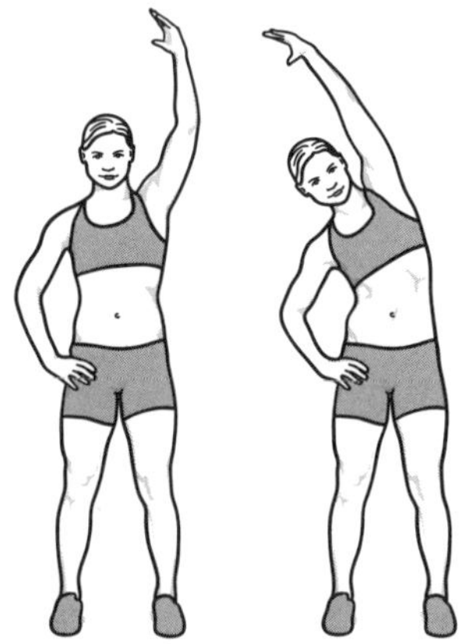

4 Seitneige mit Brustkorbbewegung

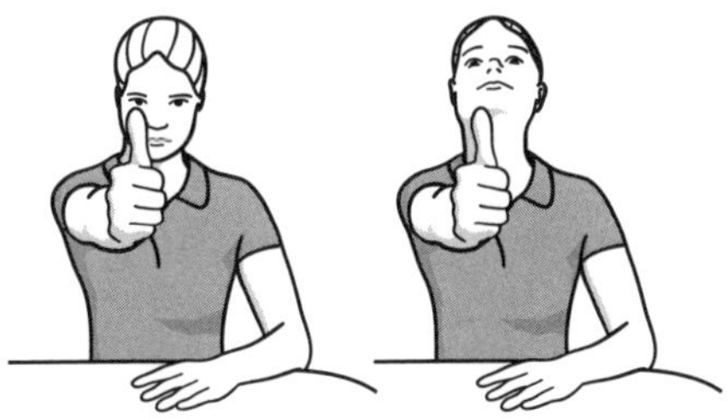

5 Ja-Sager

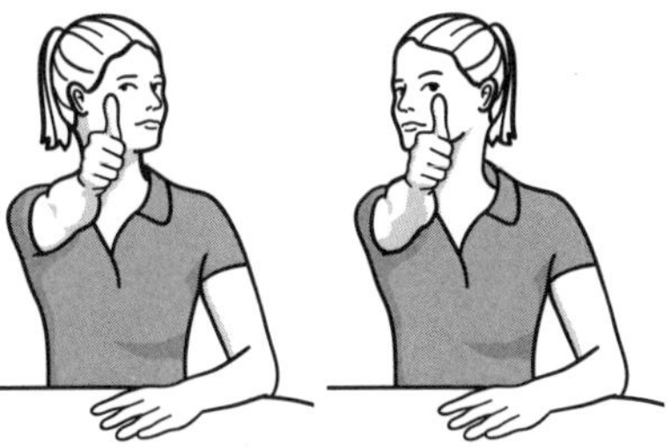

6 Nein-Sager

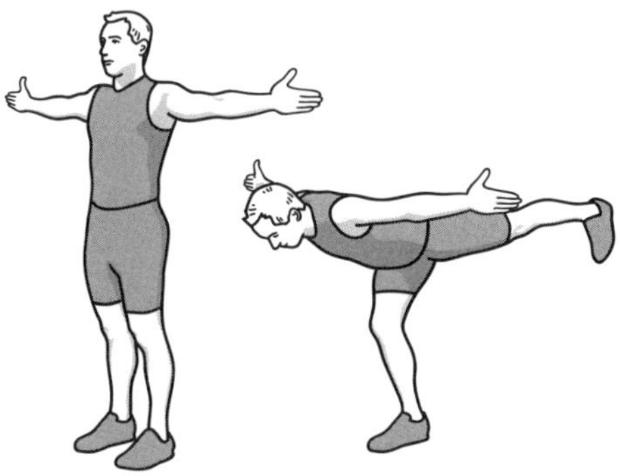

7 Standwaage

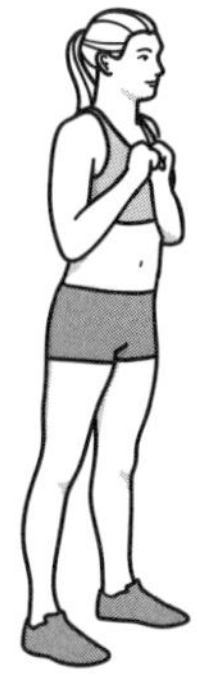

8 Seufzeratmung

45 Die Balance reaktivieren – Gleichgewichtssystem schärfen mit Kopf, Fuß und Blick

1 **2** 3

Trainingsdauer: 11 Minuten

Wirkung: Du aktivierst die Kopf-, Blick- und Fußsysteme, die drei Säulen des Gleichgewichts. Dein Gehirn koordiniert Haltung und Bewegung präziser und du fühlst dich sicher und geerdet.

	Übung	Belastungszeit	Sätze	Satzpause	Intensität	Seite
1	Kombinierte Nackenrotation	1 Min. im Wechsel	2	30 Sek.	1	127
2	Kombinierte Nacken-beugung und -streckung	30 Sek. im Wechsel	2	30 Sek.	1	128
3	Wirbelsäulenbeugung und -streckung	1 Min.	1	–	1	129
4	Halswirbelsäulen-Seitneige	30 Sek. pro Seite	2	30 Sek.	1	135
5	Großzehenmobilisation	30 Sek.	1	–	1	132
6	Vorwärts- und Rückwärtslaufen	1 Min.	1	–	2	128
7	Hinlegen und Aufstehen	1 Min.	1	–	2	128
8	Wippen	1 Min.	1	–	1	135

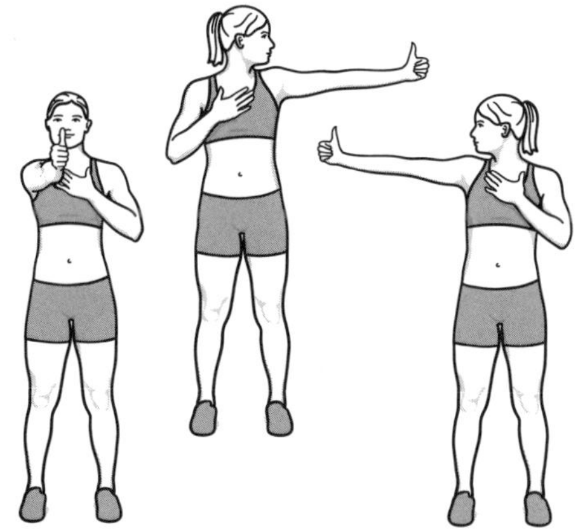

1 Kombinierte Nackenrotation

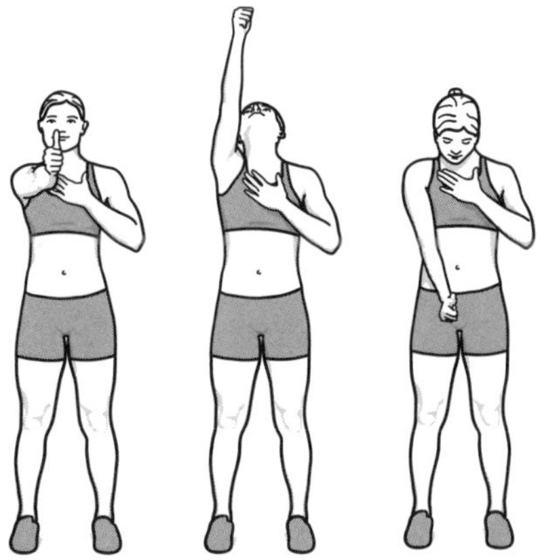

2 Kombinierte Nackenbeugung und -streckung

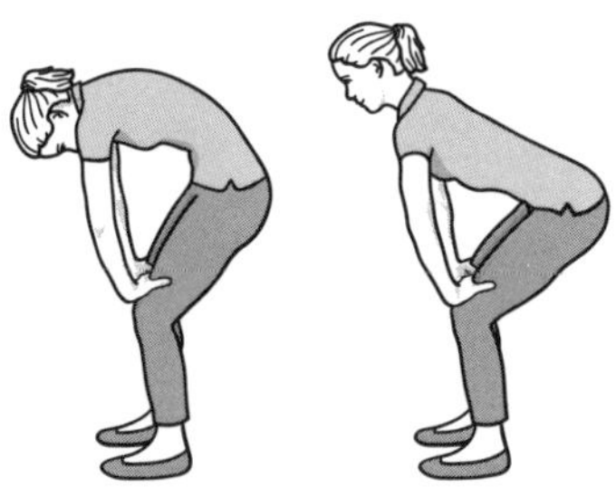

3 Wirbelsäulenbeugung und -streckung

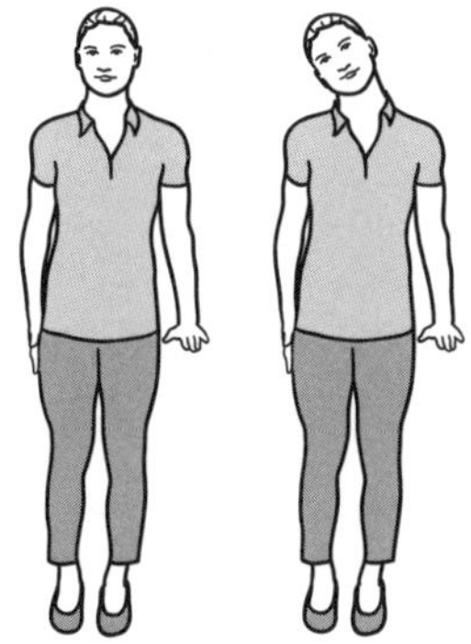

4 Halswirbelsäulen-Seitneige

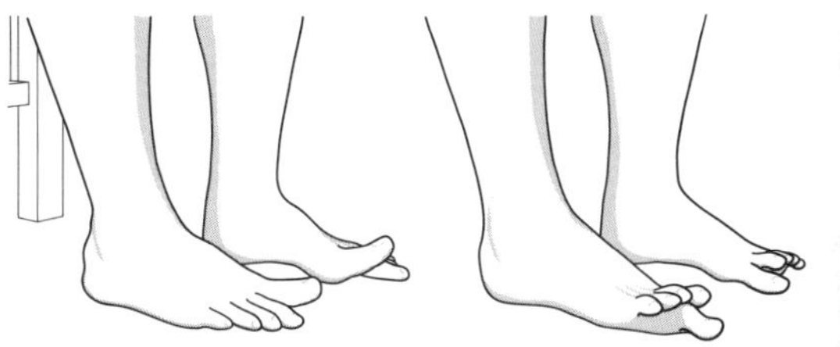

5 Großzehenmobilisation

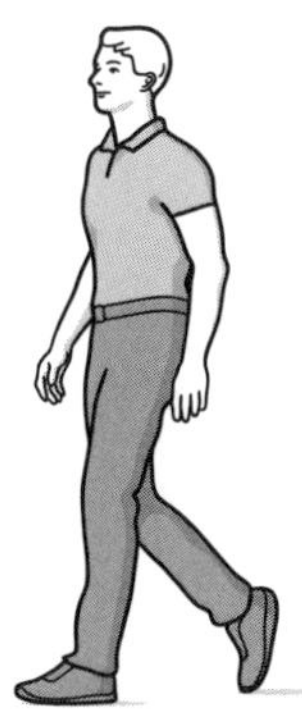

6 Vorwärts- und Rückwärtslaufen

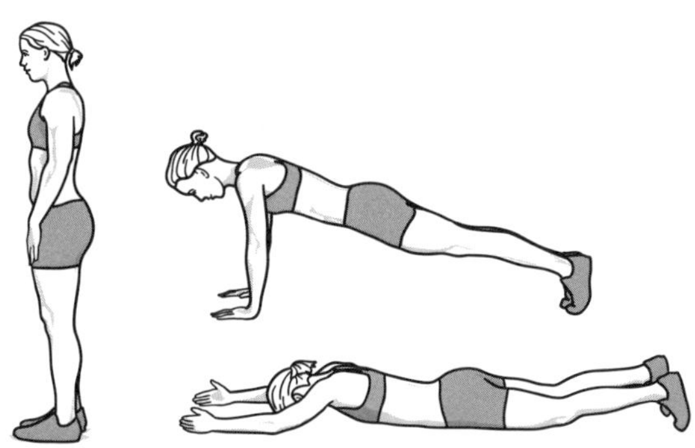

7 Hinlegen und Aufstehen

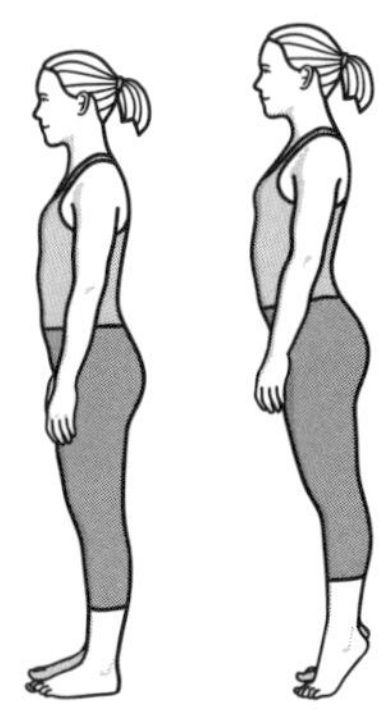

8 Wippen

46 Feintuning – das Nervensystem gezielt aktivieren für Fokus, Leistung und Präsenz

1 2 3

Trainingsdauer: 11 Minuten

Wirkung: Du aktivierst dein Nervensystem gezielt, ohne dich zu ermüden. So bist du sofort fokussiert, körperlich wach und mental klar und bereit für Leistung.

	Übung	Belastungszeit	Sätze	Satzpause	Intensität	Seite
1	Zwerchfelldehnung	1 Min.	1	–	1	123
2	Blickstabilisierung	30 Sek.	2	30 Sek.	1	126
3	Blicksprünge nah und fern	30 Sek.	2	30 Sek.	1	125
4	Aktive Seitneige	30 Sek. pro Seite	2	30 Sek.	1	139
5	Beckenwippe	30 Sek.	2	30 Sek.	1	131
6	Zungenkreise	30 Sek. pro Richtung	1	–	1	136
7	Wippen	1 Min.	1	–	1	135
8	Seufzeratmung	1 Min.	1	–	1	124

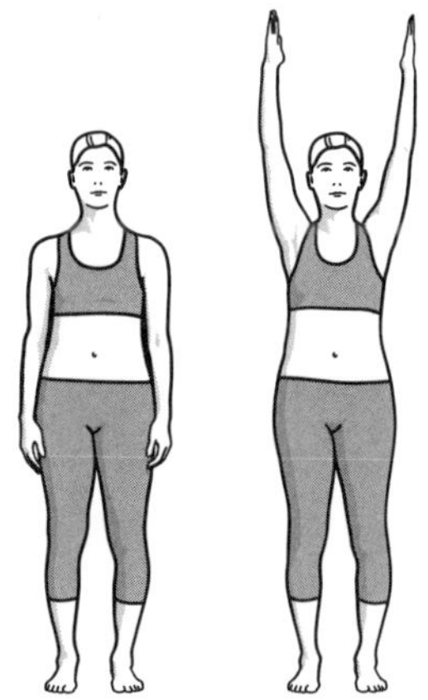

1 Zwerchfelldehnung

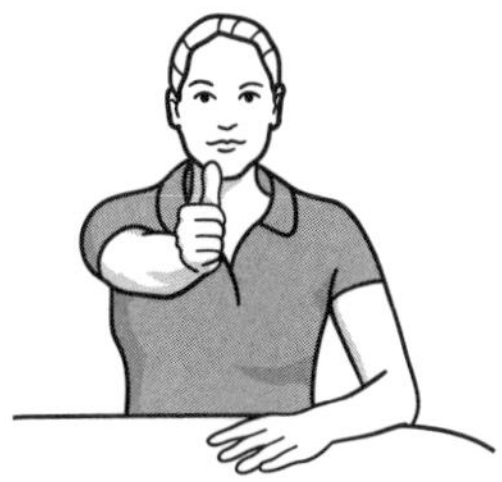

2 Blickstabilisierung

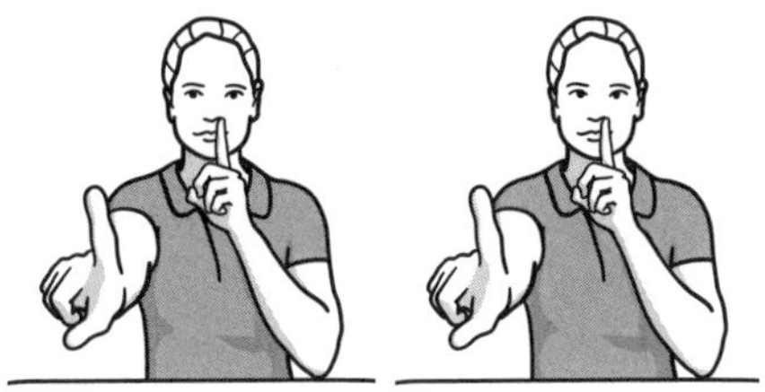

3 Blicksprünge nah und fern

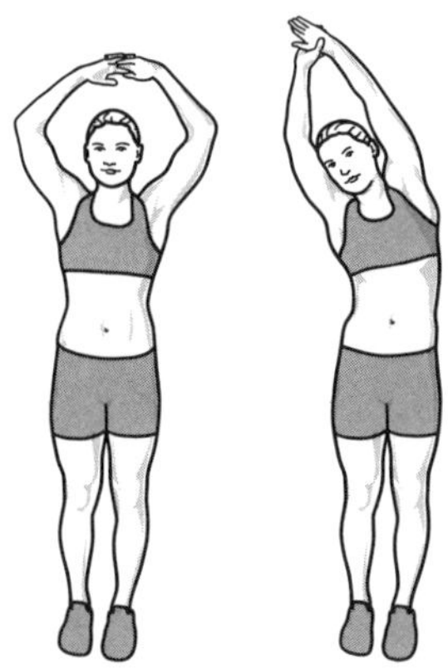

4 Aktive Seitneige

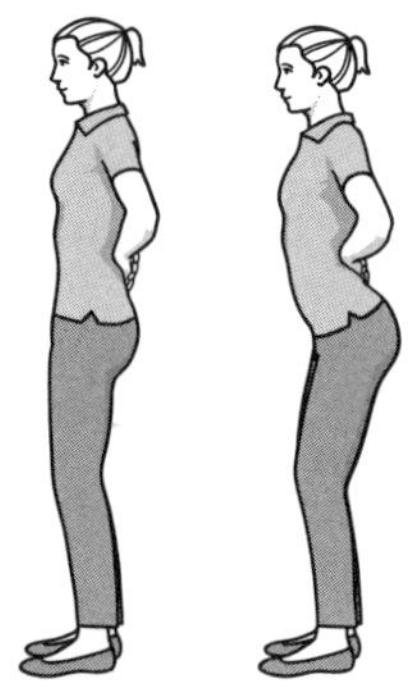

5 Beckenwippe

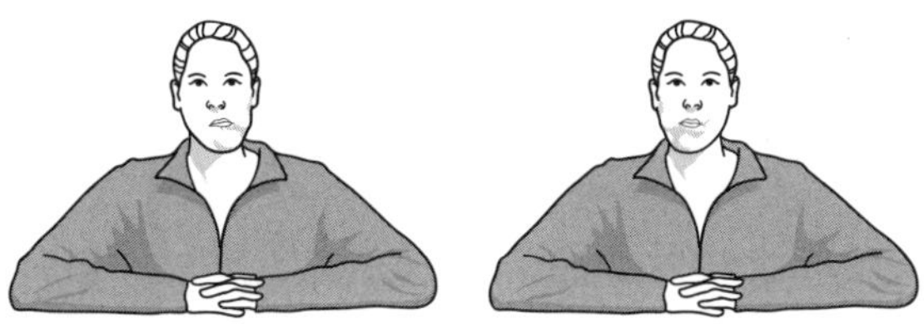

6 Zungenkreise

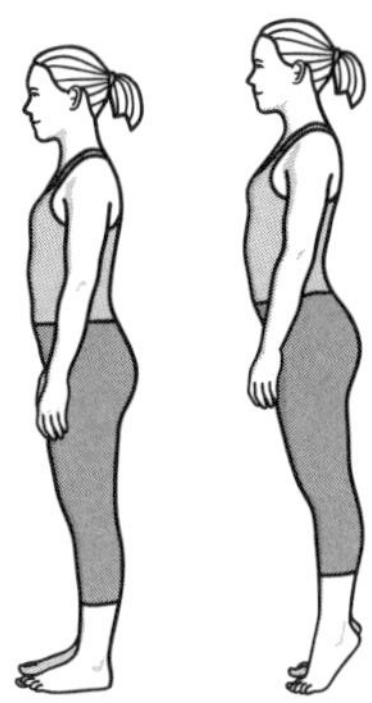

7 Wippen

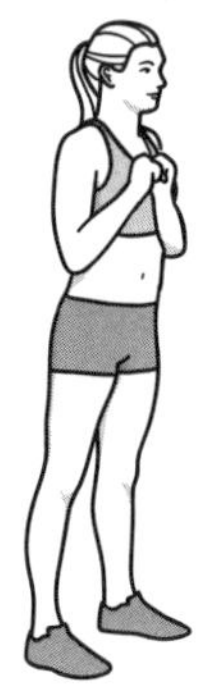

8 Seufzeratmung

47 Loslassen, landen, lächeln – zur Ruhe kommen durch vestibuläre Beruhigung und Atemrhythmus

1 2 3

Trainingsdauer: 10 Minuten
Wirkung: Du beruhigst dein Gleichgewichtssystem und aktivierst die tiefe Atmung. Dein Nervensystem schaltet in den Regenerationsmodus und du findest Ruhe und erholst dich schneller.

	Übung	Belastungszeit	Sätze	Satzpause	Intensität	Seite
1	Seufzeratmung	1 Min.	1	–	1	124
2	Ja-Sager	30 Sek.	2	30 Sek.	1	127
3	Nein-Sager	30 Sek.	2	30 Sek.	1	127
4	Halswirbelsäulen-Seitneige	30 Sek. pro Seite	2	30 Sek.	1	135
5	Zungenkreise	30 Sek. pro Richtung	2	30 Sek.	1	136
6	Seufzeratmung	1 Min.	1	–	1	124

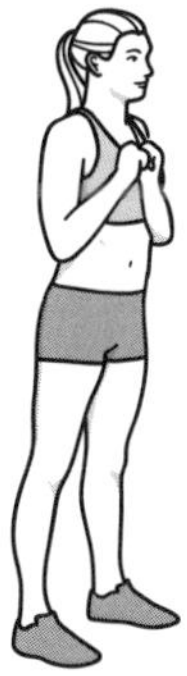

1 Seufzeratmung

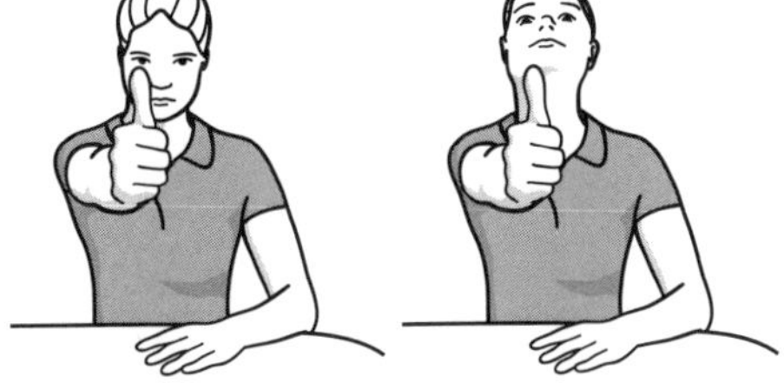

2 Ja-Sager

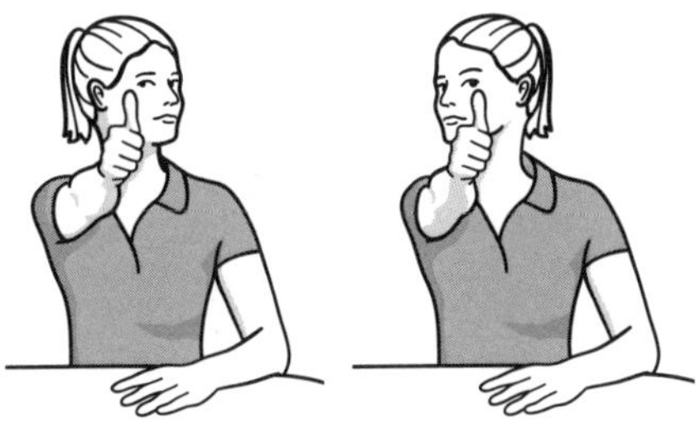

3 Nein-Sager

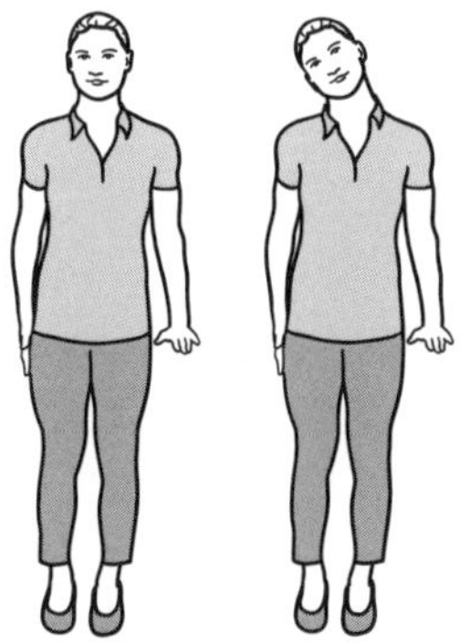

4 Halswirbelsäulen-Seitneige

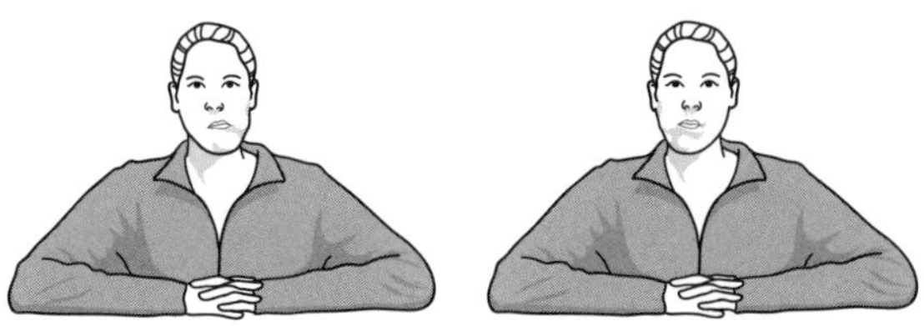

5 Zungenkreise

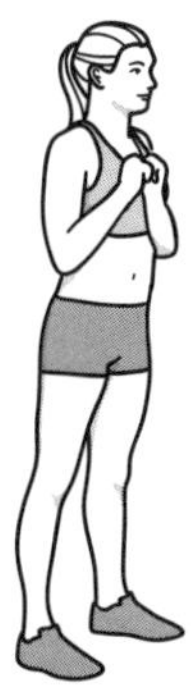

6 Seufzeratmung

48 Ruhe rein, auch wenn's laut wird – Vagusaktivierung und sensorische Erdung für Gelassenheit

1 2 3

Trainingsdauer: 7 Minuten

Wirkung: Du trainierst die Fähigkeit deines Nervensystems, trotz Reizen gelassen zu bleiben. Dein Vagusnerv sorgt für innere Stabilität – du bleibst ruhig, auch in stressigen Momenten.

	Übung	Belastungszeit	Sätze	Satzpause	Intensität	Seite
1	Seufzeratmung	1 Min.	1	–	1	124
2	Summen	1 Min.	1	–	1	135
3	Zungenkreise	30 Sek. pro Richtung	1	–	1	136
4	Ganzkörperstretch	1 Min. im Wechsel	1	–	1	137
5	Palming	2 Min.	1	–	1	125
6	Leiteratmung	1 Min.	1	–	1	123

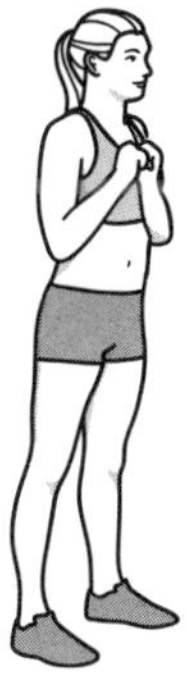

1 Seufzeratmung

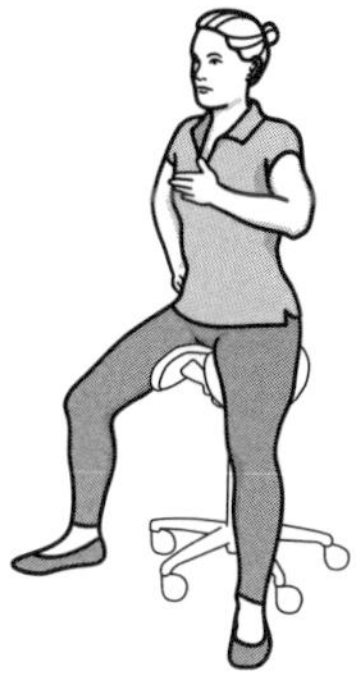

2 Summen

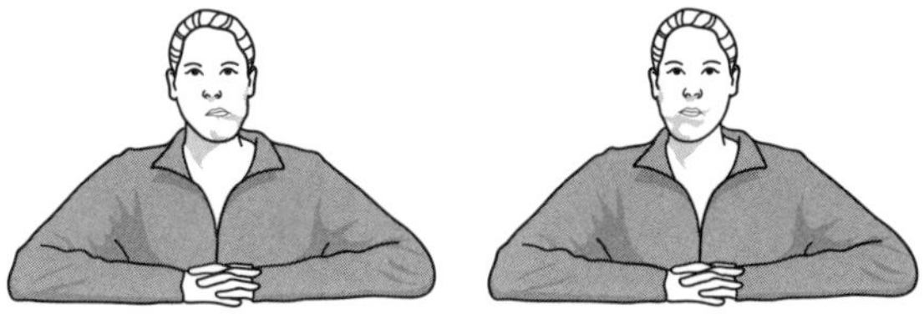

3 Zungenkreise

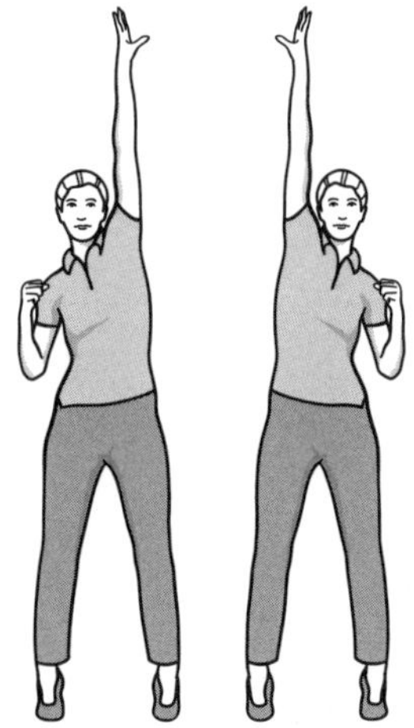

4 Ganzkörperstretch

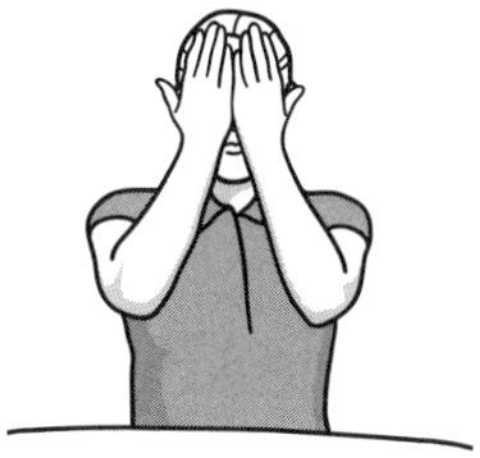

5 Palming

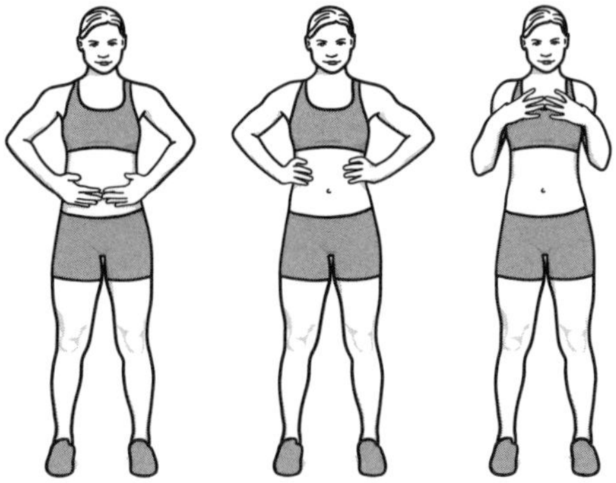

6 Leiteratmung

49 Bewegung für dein Gleichgewicht – Stabilität im Alltag durch gezielte Reize und Koordination

1 **2** 3

Trainingsdauer: 14 Minuten

Wirkung: Du verbesserst die Kommunikation zwischen Gleichgewicht, Augen und Körper. Dein Gehirn erkennt Bewegungen als sicher und du bewegst dich stabil, zentriert und souverän.

	Übung	Belastungszeit	Sätze	Satzpause	Intensität	Seite
1	Zwerchfelldehnung	1 Min.	1	–	1	123
2	Kombinierte Nackenrotation	1 Min. im Wechsel	2	30 Sek.	1	127
3	Kombinierte Nacken-beugung und -streckung	30 Sek. im Wechsel	2	30 Sek.	1	128
4	Ja-Sager	30 Sek.	2	30 Sek.	1	127
5	Nein-Sager	30 Sek.	2	30 Sek.	1	127
6	Oberkörper-Twist	1 Min. im Wechsel	2	30 Sek.	2	131
7	Ellenbogen-Knie-Wechsel	1 Min.	2	30 Sek.	1	136
8	Vorwärts- und Rückwärtslaufen	1 Min.	1	–	2	128

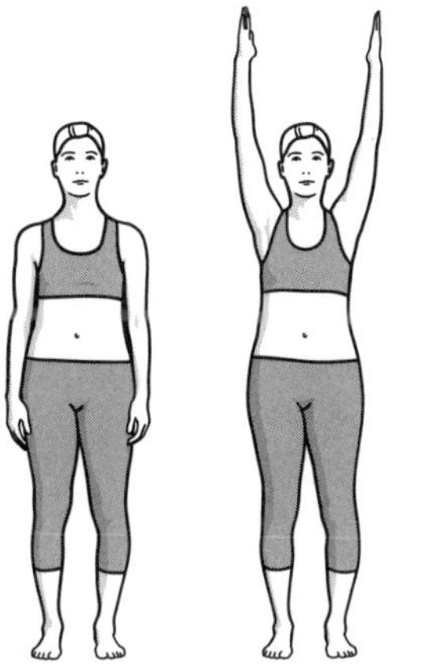

1 Zwerchfelldehnung

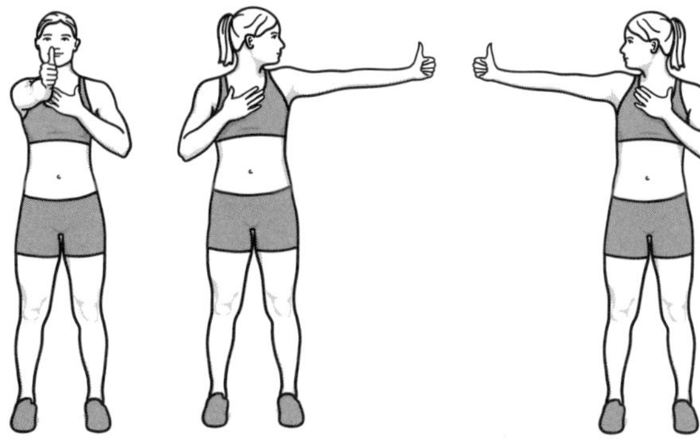

2 Kombinierte Nackenrotation

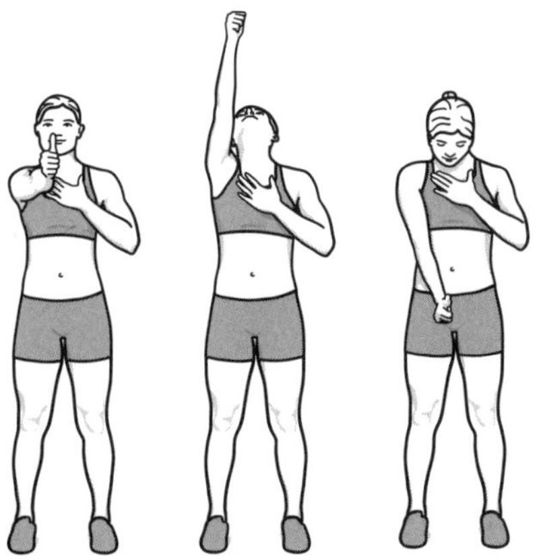

3 Nackenbeugung und -streckung

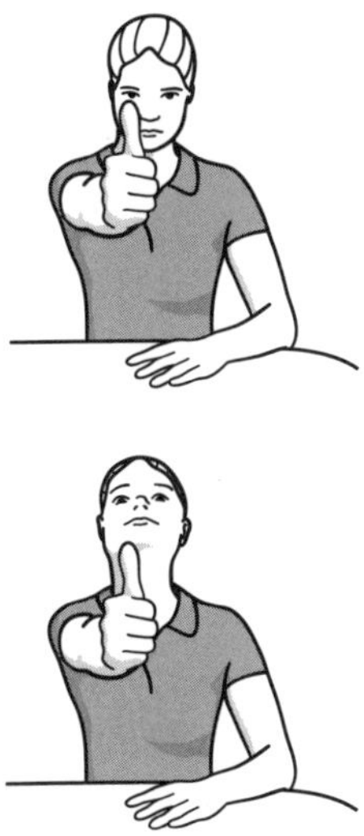

4 Ja-Sager

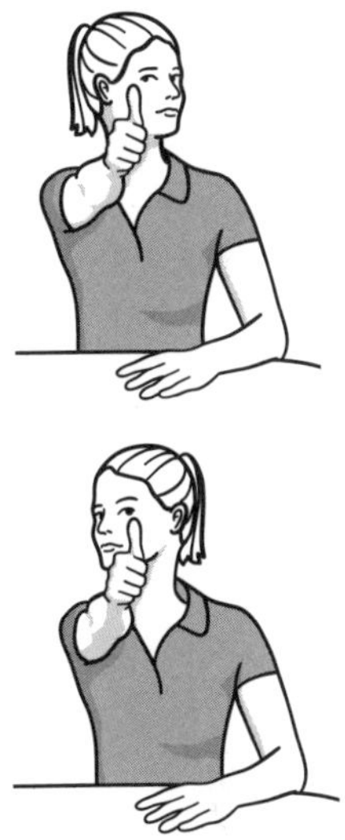

5 Nein-Sager

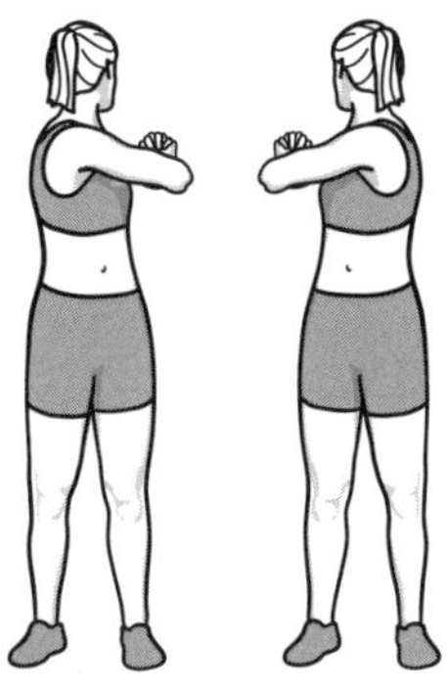

6 Oberkörper-Twist

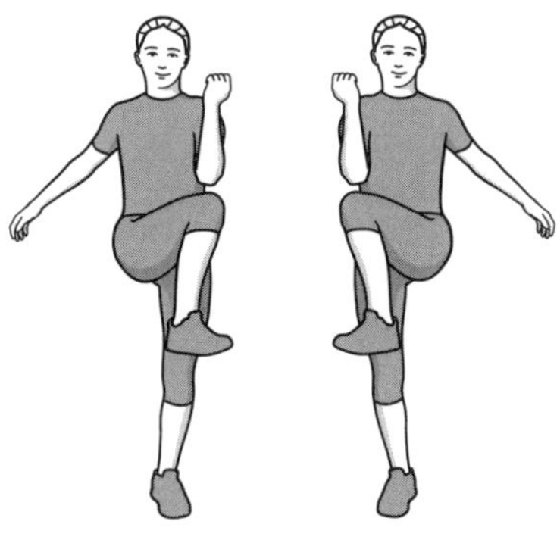

7 Ellenbogen-Knie-Wechsel

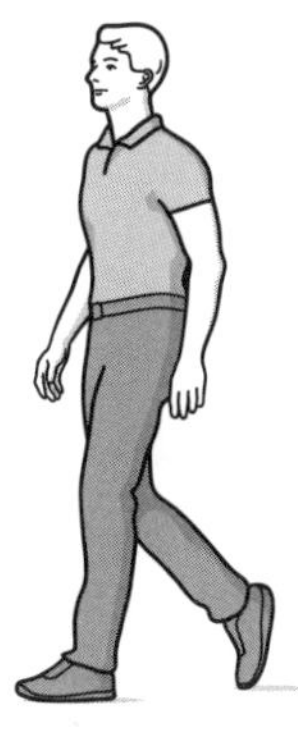

8 Vorwärts- und Rückwärtslaufen

50 Bewege dein Hirn mit – Denken und Bewegen verknüpfen für Präsenz, Klarheit und Flow

1 2 3

Trainingsdauer: 14 Minuten
Wirkung: Du aktivierst mehrere Sinneskanäle gleichzeitig – Sehen, Fühlen, Bewegen. Dadurch verknüpft dein Gehirn neue Muster, du denkst klarer und bewegst dich im Flow.

	Übung	Belastungszeit	Sätze	Satzpause	Intensität	Seite
1	Zwerchfelldehnung	1 Min.	1	–	1	123
2	Augenkreise	30 Sek. pro Richtung	2	30 Sek.	1	125
3	Zungenkreise	30 Sek. pro Richtung	2	30 Sek.	1	136
4	Kieferkreise	30 Sek. pro Richtung	1	–	1	136
5	Schulterkreise	1 Min. pro Seite inkl. Richtungswechsel	1	–	1	129
6	Hüftkreise	1 Min. pro Seite inkl. Richtungswechsel	1	–	1	132
7	Kniekreise	1 Min. pro Seite inkl. Richtungswechsel	1	–	1	132
8	Sprunggelenkmobilisation	30 Sek. pro Seite	1	–	1	133

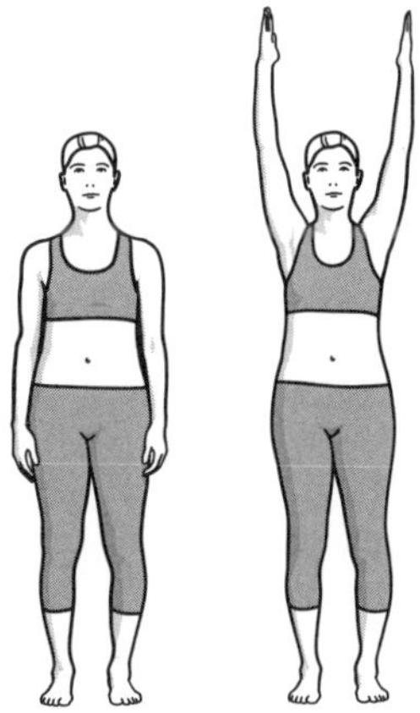

1 Zwerchfelldehnung

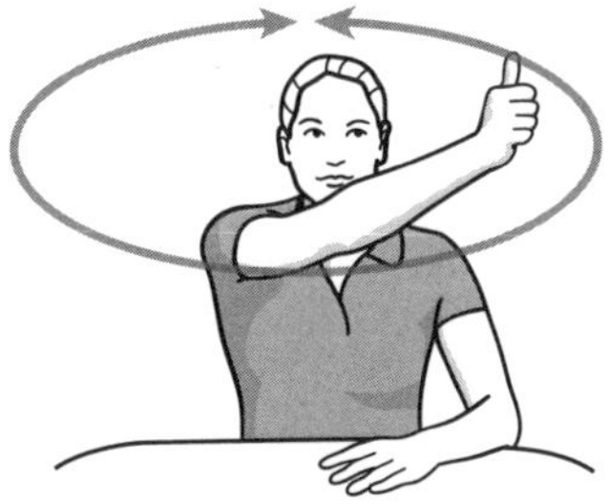

2 Augenkreise

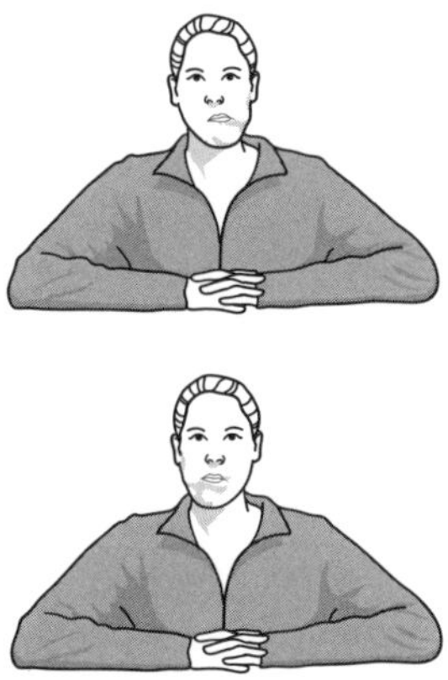

3 Zungenkreise

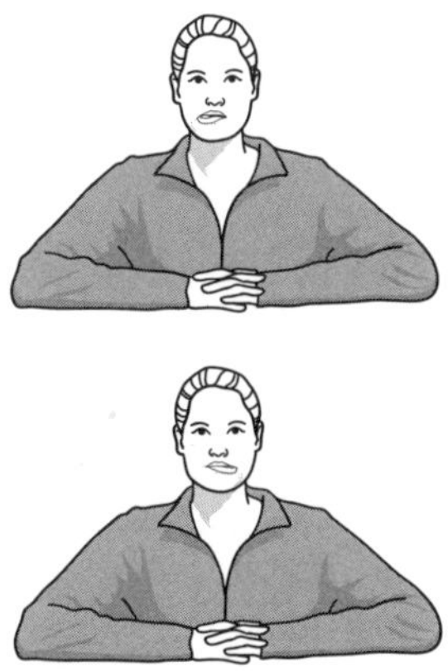

4 Kieferkreise

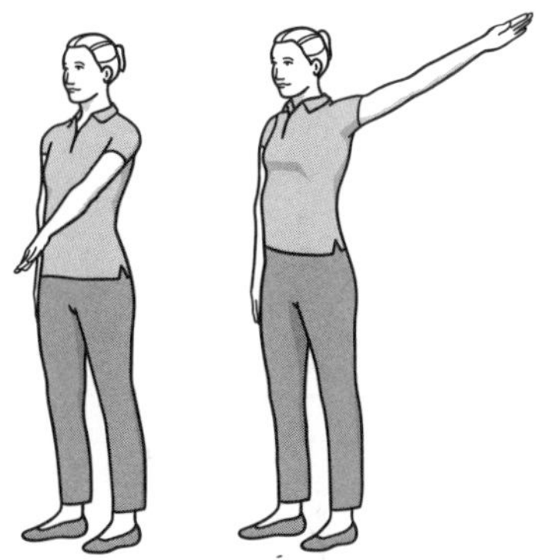

5 Schulterkreise

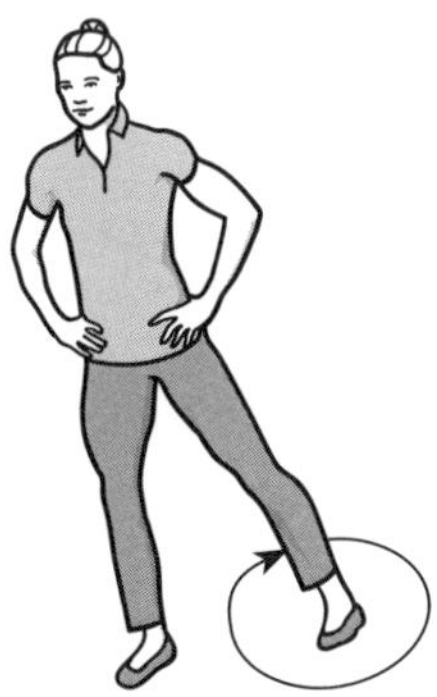

6 Hüftkreise

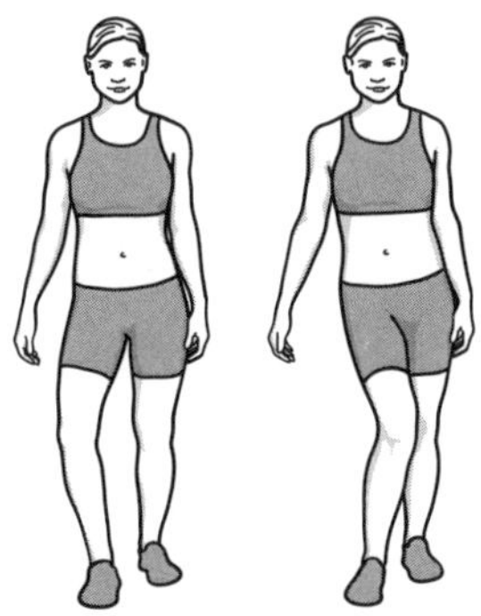

7 Kniekreise

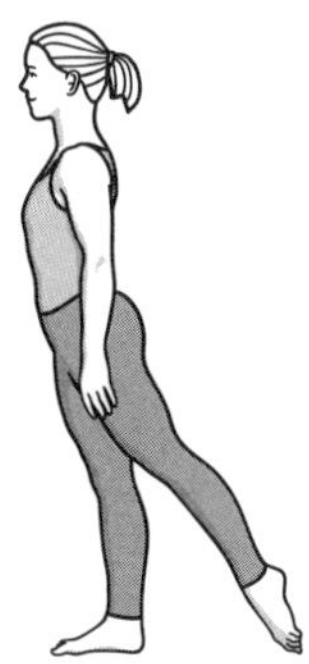

8 Sprunggelenk-
mobilisation

Die Übungen

3

Bei allen Übungen zu beachten

Bevor du mit einer Übung beginnst, nimm dir einen Moment, um deinen Körper bewusst wahrzunehmen. Jede Bewegung beginnt mit Stabilität und Aufmerksamkeit, das ist die Grundlage für Sicherheit und Wirkung.

1. **Neutrale Ausgangsposition:**
   Stelle dich aufrecht und stabil hin, die Füße etwa hüftbreit auseinander. Wenn du magst, halte leichten Kontakt zu einer Wand oder einem Stuhl, um ein sicheres Gefühl zu bekommen. Verlagere dein Gewicht langsam vor und zurück, dann nach rechts und links sowie auf die Innen- und Außenkanten deiner Füße. So findest du deinen Körperschwerpunkt in der Mitte.
   Spüre den sogenannten Dreipunktstand: Ferse, Großzehenballen und Kleinzehenballen berühren gleichmäßig den Boden, während die Zehen locker bleiben. Erst wenn du diese Balance spürst, beginnt die Bewegung aus einer stabilen, neutralen Haltung.
   Du kannst fast alle Übungen im Sitzen oder im Stehen ausführen. Entscheidend ist, dass du dich dabei sicher und stabil fühlst. Wenn dir eine Übung – zum Beispiel Kraftübungen im Stütz – zu Beginn noch zu anspruchsvoll ist, vereinfache sie: Starte an der Wand, steigere dich über eine erhöhte Position wie eine Küchenablage oder einen Stuhl und arbeite dich Schritt für Schritt zur Stützposition am Boden vor.
2. **Fließende Bewegung:**
   Achte darauf, dass jede Bewegung ruhig, bewusst und kontrolliert abläuft. Es geht nicht um Schnelligkeit oder Leistung, sondern um Qualität. Halte deine Atmung gleichmäßig und ruhig, atme idealerweise durch die Nase. Ein entspannter Atem signalisiert deinem Nervensystem Sicherheit – die wichtigste Voraussetzung für effektives neurozentriertes Training.
3. **Entspannte Zungenposition:**
   Behalte während der Übung eine neutrale Zungenposition: Die Zunge liegt locker am Gaumen, der Mund ist geschlossen, die Lippen sanft aufeinander. Diese Haltung stabilisiert dein Kiefergelenk, beeinflusst Spannung in Nacken und Hals und unterstützt gleichzeitig eine ruhige, tiefe Nasenatmung.

Kurz gesagt: Finde zuerst dein Gleichgewicht, bewege dich dann ruhig und bewusst und halte deine Zunge am Gaumen. Diese drei einfachen Prinzipien machen jede Übung sicherer, wirkungsvoller und nachhaltiger.

Atemübungen

Zwerchfelldehnung

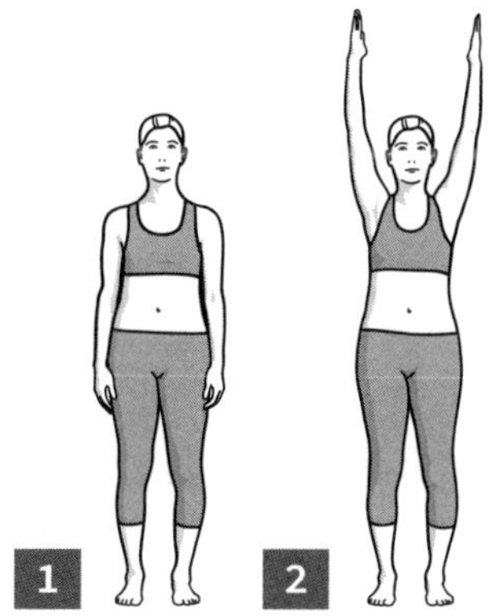

1. Aufrecht stehen, sitzen oder liegen, die Füße hüftbreit, die Knie locker, das Becken neutral.
2. Tief durch die Nase einatmen und dabei beide Arme nach oben strecken. Den Mund weit öffnen und kräftig ausatmen, dabei das Zwerchfell bewusst entspannen.

Leiteratmung

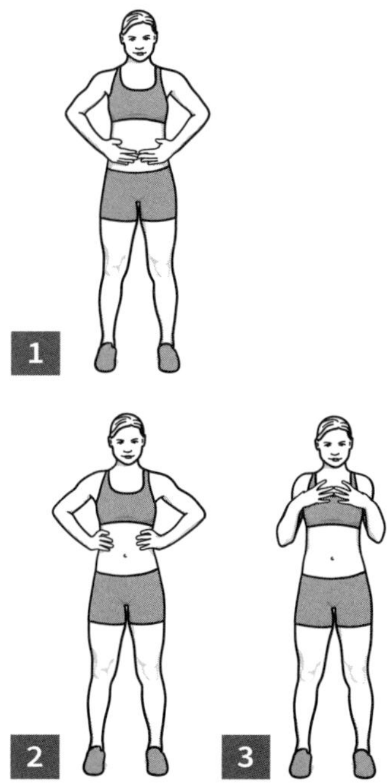

1. Im aufrechten Stand mit der Atmung in den Bauch beginnen und dabei spüren, wie sich die Bauchdecke sanft hebt und senkt.
2. Die Atmung dann weiter in die Rippen fließen lassen und die seitliche Weitung spüren.
3. Dann den Atem bis in den Brustkorb steigen lassen und die Hebung wahrnehmen. Zum Abschluss einen tiefen Atemzug nehmen, der Bauch, Rippen und Brustkorb gleichmäßig füllt.

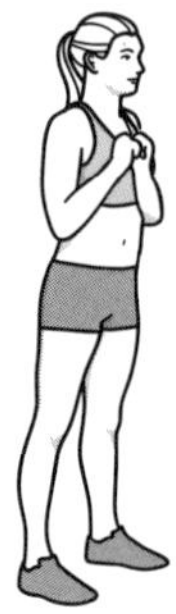

Seufzeratmung

Aufrecht stehen, sitzen oder liegen. Die Füße hüftbreit, die Schultern und Knie locker halten. Durch die Nase tief einatmen, bis die Lungen voll sind – am Ende einmal kurz nachatmen. Nun den Mund weit öffnen und langsam seufzend ausatmen, dabei Zwerchfell und Brust entspannen. Nachspüren, wie die Spannung nachlässt.

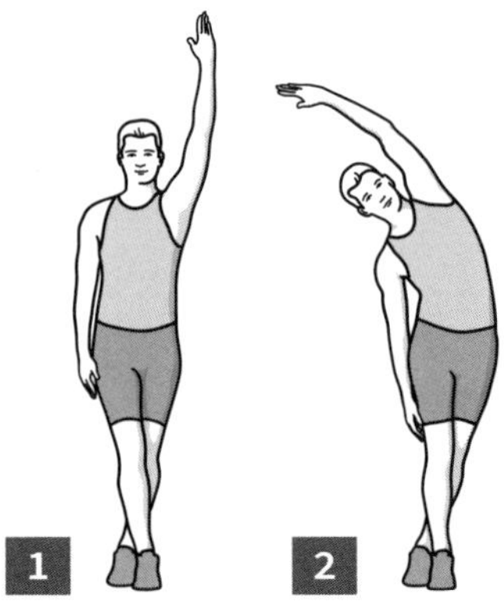

Seitliche Rippenatmung

1. In aufrechter Haltung stehen und den linken Fuß hinter den rechten überkreuzen. Den linken Arm nach oben strecken.
2. Nun den Oberkörper sanft zur rechten Seite neigen. Eine Dehnung in der linken Körperseite spüren und tief durch die Nase ein- und ausatmen. Die Wirbelsäule bleibt lang und aufrecht. Anschließend die Seite wechseln.

Augenübungen

Palming

In einer bequemen Sitzhaltung die Augen schließen und die Hände ohne Druck locker über die Augen legen. Ruhig und gleichmäßig atmen, bis du nur noch Dunkelheit oder Schatten wahrnimmst. Die Augen entspannt geschlossen halten und die Ruhe genießen.

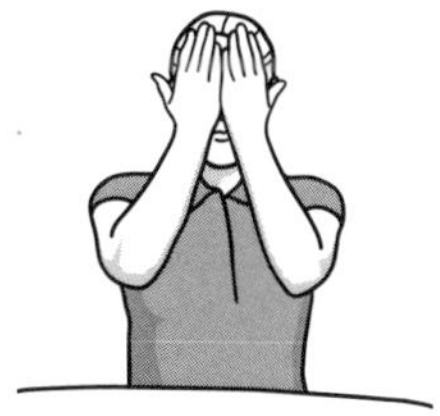

Augenkreise

1. Aufrecht stehen oder sitzen, einen Arm ausstrecken und den Blick auf einen in der Hand gehaltenen Stift oder den Daumen richten.
2. Mit dem ausgestrecktem Arm langsam einen Kreis führen, der Blick folgt dem Punkt zur Seite, nach unten, zur anderen Seite und wieder nach oben.
3. Den Punkt durchgehend scharf halten. Dabei das Tempo bei Bedarf anpassen.

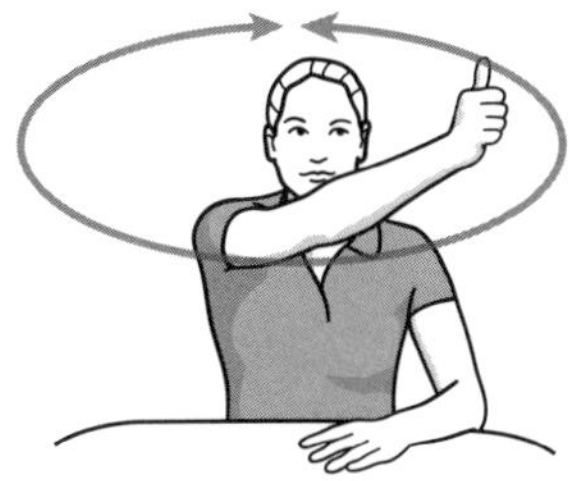

Blicksprünge rechts und links

1. Die Arme vor dem Körper ausstrecken, dabei eine Hand rechts und eine Hand links neben dem Gesicht positionieren.
2. Mit beiden Augen abwechselnd die rechte und linke Hand fokussieren. Bei jedem Wechsel den neuen Punkt bewusst scharf stellen und die Augen ruhig mitführen.

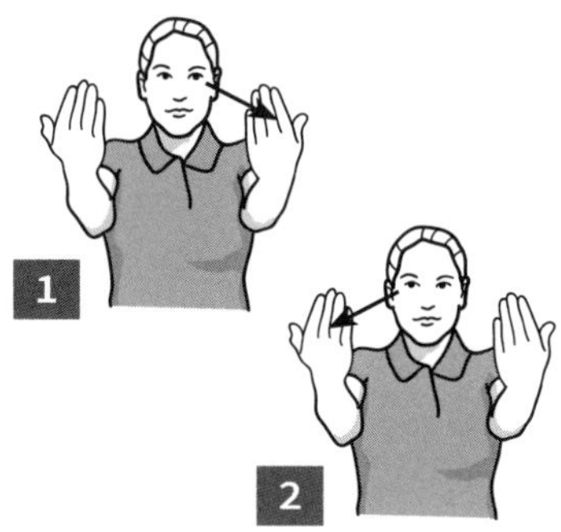

Blicksprünge nah und fern

1. Einen Finger eine Handbreit vor dem Gesicht halten und mit beiden Augen fokussieren.
2. Dann den Blick auf einen entfernten Punkt oder den ausgestreckten Finger der anderen Hand richten, bis dieser scharf erscheint. Mehrfach zwischen nah und fern wechseln, dabei jeden Punkt bewusst fixieren, bis er klar erkennbar ist.

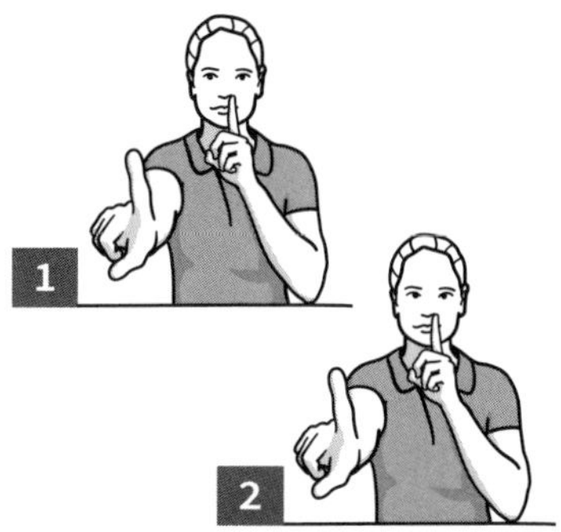

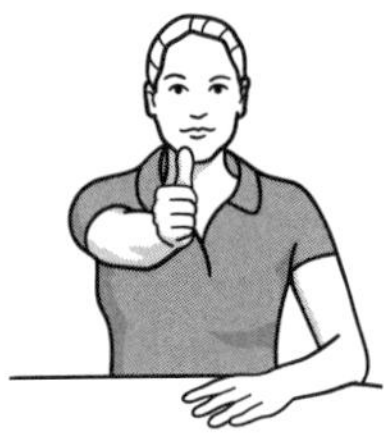

Blickstabilisierung

1. Aufrecht sitzen oder stehen, die Schultern entspannt halten. Einen Arm ausstrecken und die Hand vor das Gesicht halten. Mit beiden Augen die Hand fokussieren und das Bild klar halten.
2. Zur Fokussierung mit dem rechten Auge das linke Auge schließen und die Hand mit dem rechten Auge scharf stellen. Zur Fokussierung mit dem linken Auge das rechte Auge schließen und die Hand mit dem linken Auge scharf stellen. Zur Fokussierung mit beiden Augen beide öffnen und die Hand nochmals stabil und klar fixieren.

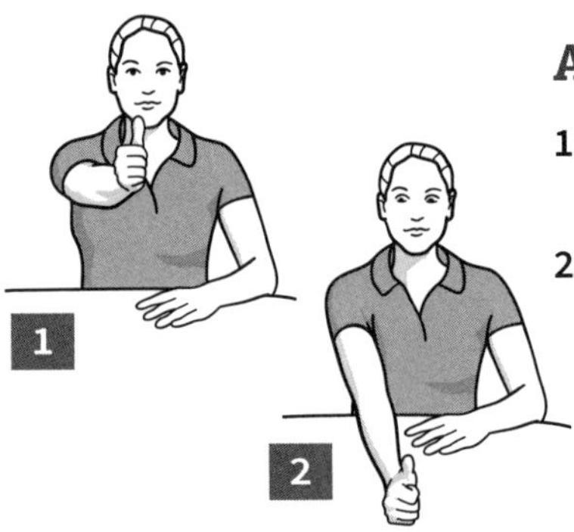

Augenfolgebewegung oben und unten

1. Aufrecht stehen oder sitzen, einen Arm ausstrecken und einen Finger des ausgestreckten Arms mit dem Blick fixieren.
2. Die Augen und den Arm gemeinsam nach oben und unten bewegen, der Blick bleibt auf dem Finger.

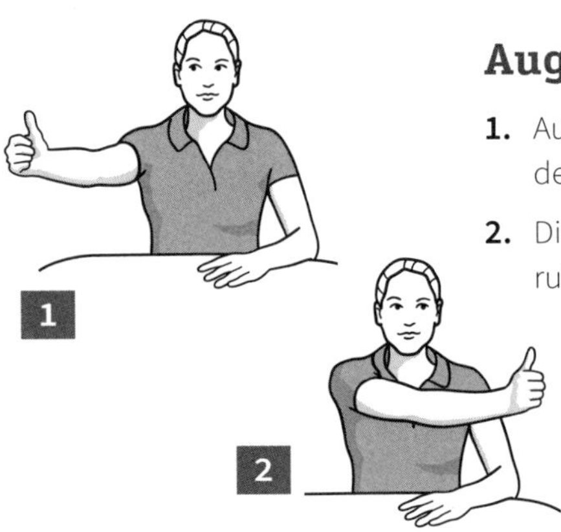

Augenfolgebewegung rechts und links

1. Aufrecht stehen oder sitzen, einen Arm ausstrecken und einen Finger des ausgestreckten Arms mit dem Blick fixieren.
2. Die Augen und den Arm nach rechts und links führen. Die Bewegung ruhig und kontrolliert ausführen.

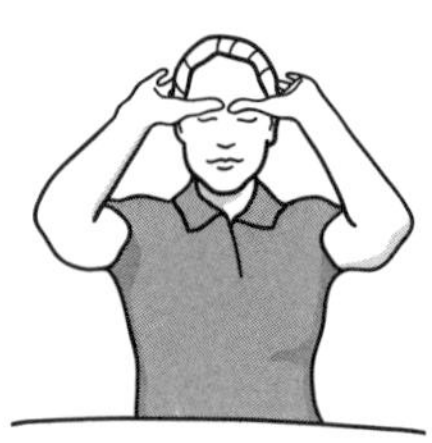

Augenmassage

Mit den Fingerspitzen sanft die Augenpartie abtasten, von den Augenbrauen über die Schläfen bis unter die Augen. Dabei leichten Druck ausüben und kreisende Bewegungen machen, ohne zu reiben. Anschließend die Hände kurz über die Augen legen und ruhig atmen, um die Entspannung zu vertiefen.

Gleichgewichtsübungen

Ja-Sager

1. Aufrecht stehen oder sitzen, einen Arm ausstrecken und den Daumen nach oben halten. Den Blick auf den ausgestreckten Daumen richten und fixieren.
2. Dann die Halswirbelsäule beugen und strecken wie bei einer sanften Ja-Sager-Bewegung. Die Augen bleiben dabei auf den Daumen gerichtet.

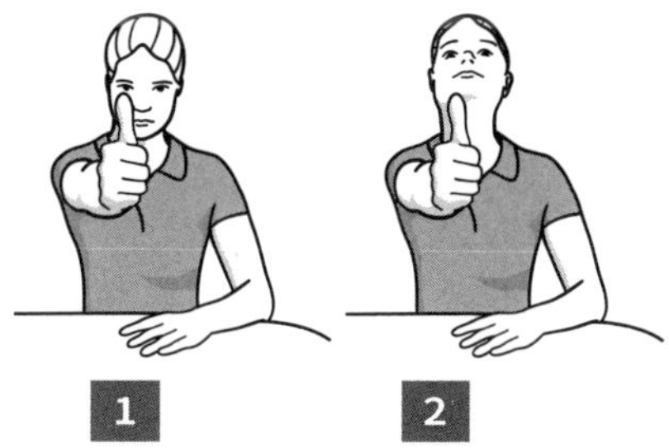

Nein-Sager

1. Aufrecht stehen oder sitzen, einen Arm ausstrecken und den Daumen nach oben halten. Den Blick auf den ausgestreckten Daumen richten und fixieren.
2. Den Kopf langsam nach rechts und links drehen, wie bei einer sanften Nein-Sager-Bewegung. Die Augen bleiben dabei auf den Daumen gerichtet.

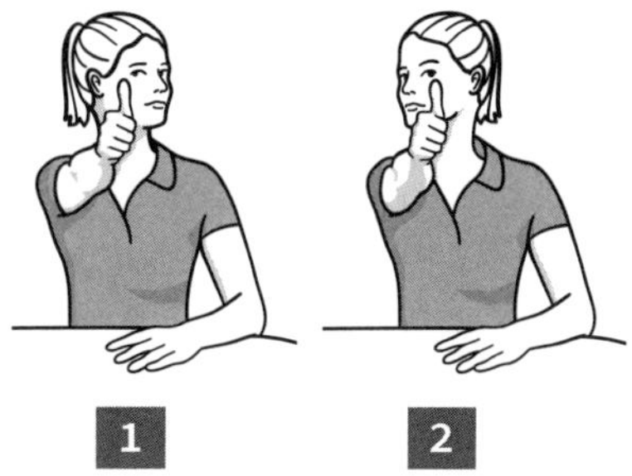

Kombinierte Nackenrotation

1. Aufrecht stehen oder sitzen, einen Arm ausstrecken, den Daumen nach oben halten und den Blick darauf fixieren.
2. Tief einatmen und mit Ausatmung Augen, Kopf und Arm in gleicher Geschwindigkeit nach rechts rotieren. Die Bewegung nur so weit ausführen, wie sie sich angenehm und kontrolliert anfühlt.
3. Mit der Einatmung zur Mitte zurückbewegen und dann die Seite wechseln.

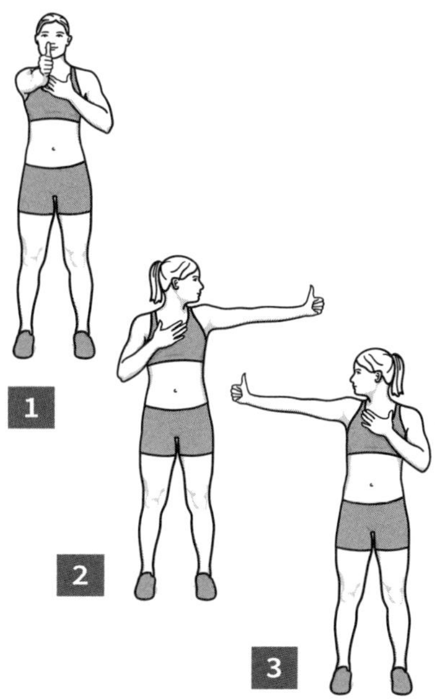

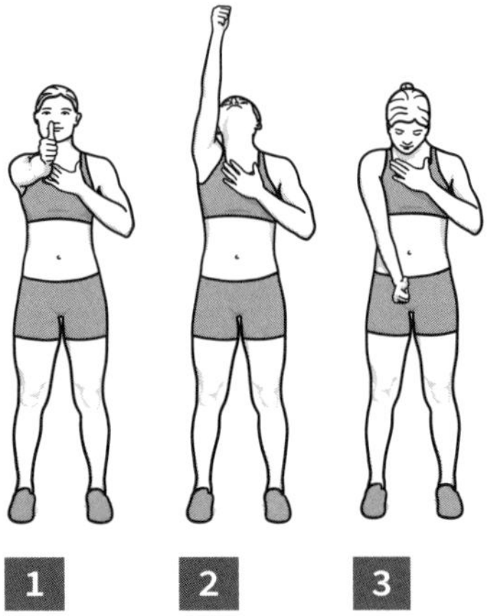

Kombinierte Nackenbeugung und -streckung

1. Aufrecht stehen oder sitzen, einen Arm ausstrecken, den Daumen nach oben halten und den Blick darauf fixieren.
2. Tief einatmen und mit Ausatmung Augen, Kopf und Arm in gleicher Geschwindigkeit nach oben strecken. Die Bewegung nur so weit ausführen, wie sie sich angenehm und kontrolliert anfühlt.
3. Mit der Einatmung zur Mitte zurückbewegen und anschließend nach unten beugen.

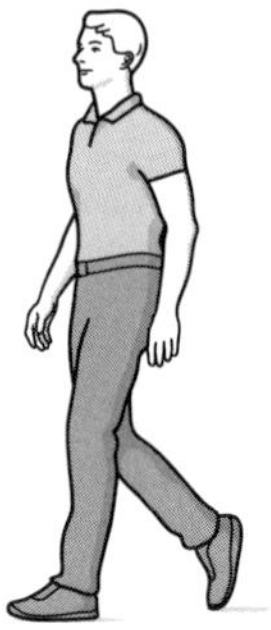

Vorwärts- und Rückwärtslaufen

Langsam vorwärts gehen, dabei gleichmäßige Schritte machen, die Arme schwingen locker mit. Anschließend kontrolliert rückwärts laufen, der Blick bleibt nach vorne gerichtet. Die Bewegung ruhig und koordiniert ausführen, dabei die Körpermitte stabil und den Blick geradeaus halten.

Hinlegen und Aufstehen

1. Aufrecht stehen und die Arme dabei locker ausstrecken.
2. Kontrolliert zum Boden absenken, zum Beispiel über die Knie, in die Hocke oder seitlich abrollen.
3. Kurz liegen bleiben, die Arme ausstrecken und den Körper entspannen. Anschließend wieder aufstehen, gerne abwechselnd über verschiedene Bewegungswege. Bewegung mehrfach variieren, um Kraft, Koordination und Beweglichkeit zu fördern.

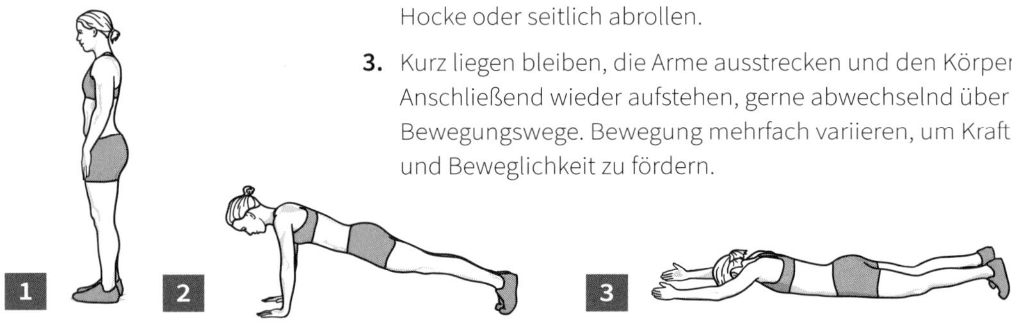

Mobilisierungsübungen

Schulterkreise

1. Aufrecht und hüftbreit stehen. Einen Arm ausstrecken und damit kreisförmige Bewegungen ausführen, erst im Uhrzeigersinn, dann entgegen dem Uhrzeigersinn.
2. Den Arm dabei in verschiedene Richtungen ausstrecken und auf fließende, kontrollierte Bewegung und gleichmäßige Atmung achten. Die Übung anschließend mit dem anderen Arm durchführen.

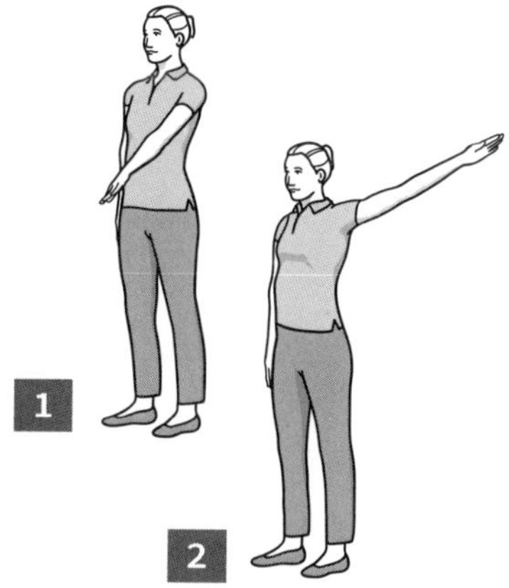

Wirbelsäulenbeugung und -streckung

1. In einen hüftbreiten Stand gehen und die Hände auf den Knien abstützen. Der Rücken ist zunächst neutral. Nun den Rücken nach oben wölben (Katzenposition).
2. Anschließend ins Hohlkreuz gehen (Pferdeposition). Die Bewegung langsam und bewusst ausführen, dabei gleichmäßig atmen.

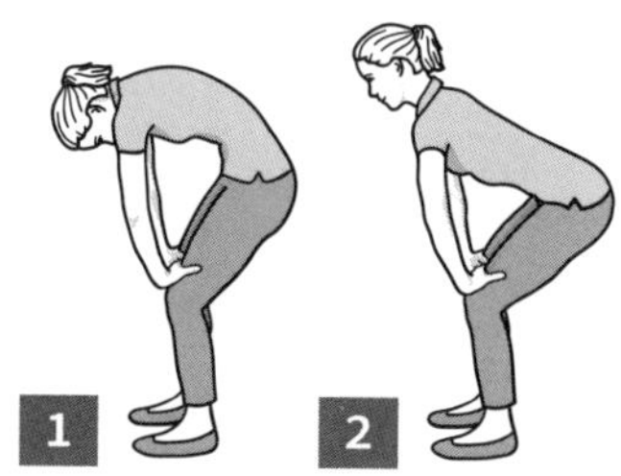

Seitneige mit Brustkorbbewegung

1. In aufrechter, hüftbreiter Haltung stehen, dabei das Gewicht gleichmäßig auf beide Füße verteilen. Einen Arm nach oben strecken.
2. Den Oberkörper zur Gegenseite neigen und dabei die Brustwirbelsäule aktiv zur gedehnten Seite schieben. In dieser Position ruhig und tief atmen, die Dehnung bewusst wahrnehmen. Anschließend mit der anderen Seite wiederholen.

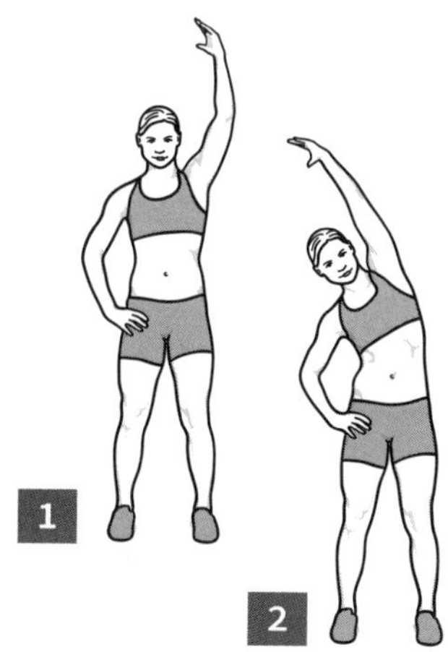

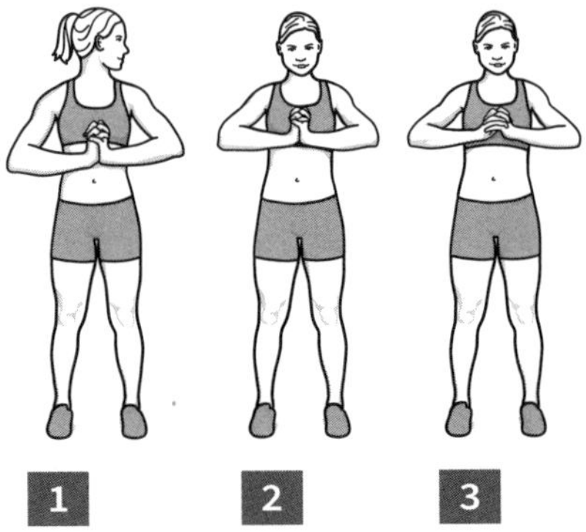

Kopfrotation mit Widerstand

1. Aufrecht stehen oder sitzen. Die Arme vor die Brust bringen und die Hände miteinander verschränken. Nun den Kopf langsam nach rechts und links rotieren, der Blick bleibt dabei auf Augenhöhe. Die Arm- und Handhöhe sowie der Abstand zum Brustkorb bestimmen die Intensität. Das Becken bleibt stabil.
2. Nun zunächst mit Druck arbeiten. Dafür die Hände gegeneinanderdrücken und die Spannung halten während der Kopf rotiert.
3. Anschließend mit Zug arbeiten. Dafür die Hände auseinanderziehen und den Zug halten.

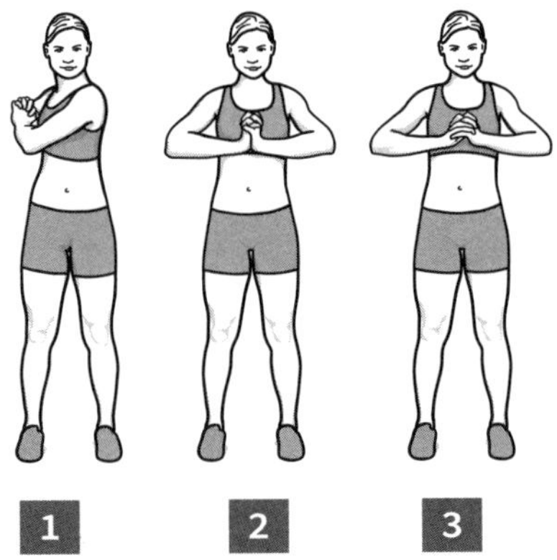

Rumpfrotation mit Armen

1. In aufrechter Haltung stehen oder sitzen. Die Arme vor die Brust bringen und die Hände miteinander verschränken. Nun die Arme und Brustwirbelsäule nach rechts und links rotieren, der Kopf und Blick bleibt in der Mitte. Die Höhe und der Abstand der Arme und Hände zum Brustkorb bestimmen die Intensität. Das Becken bleibt stabil.
2. Nun zunächst mit Druck arbeiten. Dafür die Hände gegeneinanderdrücken und die Spannung halten, während die Arme rotieren.
3. Anschließend mit Zug arbeiten. Dafür die Hände auseinanderziehen und den Zug halten, während die Arme rotieren.

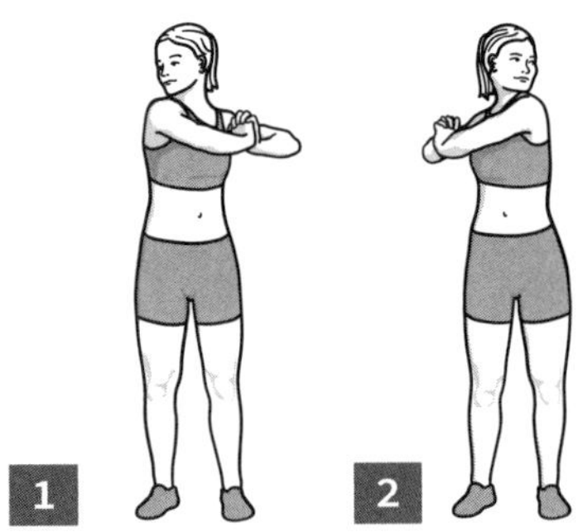

Gegensätzliche Kopf- und Armrotation

1. In aufrechter Haltung stehen oder sitzen. Die Arme vor die Brust bringen und die Hände miteinander verschränken. Kopf und Arme entgegengesetzt rotieren, beispielsweise den Kopf nach rechts und die Arme nach links. Die Höhe und der Abstand der Arme und Hände zum Brustkorb bestimmen die Intensität. Das Becken kann stabil bleiben oder mit in die Rotation gehen, je nach gewünschtem Bewegungsfokus.
2. Nun zunächst mit Druck arbeiten. Dafür die Hände gegeneinanderdrücken und die Spannung während der gegensätzlichen Rotation halten. Anschließend mit Zug arbeiten. Dafür die Hände auseinanderziehen und den Zug während der gegensätzlichen Rotation halten.

Oberkörper-Twist

1. In aufrechter Haltung stehen oder sitzen. Die Arme vor die Brust bringen und die Hände miteinander verschränken. Kopf und Arme gemeinsam in dieselbe Richtung rotieren. Die Höhe und der Abstand der Arme und Hände zum Brustkorb bestimmen die Intensität. Das Becken kann stabil bleiben oder mit in die Rotation gehen, je nach gewünschtem Bewegungsfokus.
2. Nun zunächst mit Druck arbeiten. Dafür die Hände gegeneinanderdrücken und die Spannung während der Rotation halten. Anschließend mit Zug arbeiten. Dafür die Hände auseinanderziehen und den Zug während der Rotation halten.

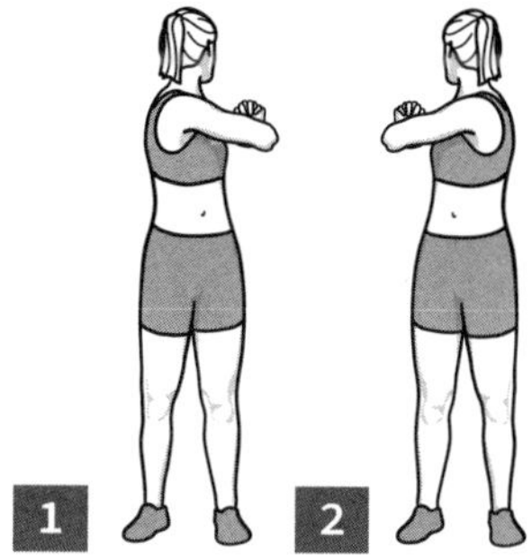

Beckenwippe

1. Aufrecht stehen, Hände in die Hüfte stemmen. Das Becken nach hinten kippen, dabei Schambein zum Bauchnabel ziehen und einen leichten Rundrücken bilden.
2. Anschließend das Becken nach vorn kippen und ein sanftes Hohlkreuz entstehen lassen. Die Bewegung ruhig und fließend im Wechsel ausführen.

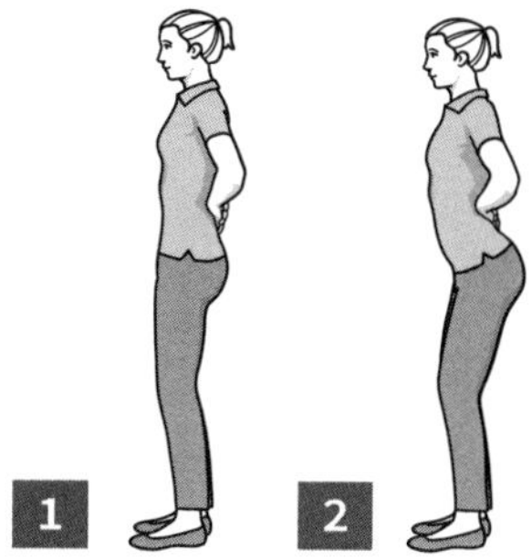

Beckenkreise

Aufrecht stehen und die Hände in die Hüfte stemmen. Das Becken langsam und gleichmäßig kreisen, zuerst in die eine, dann in die andere Richtung.

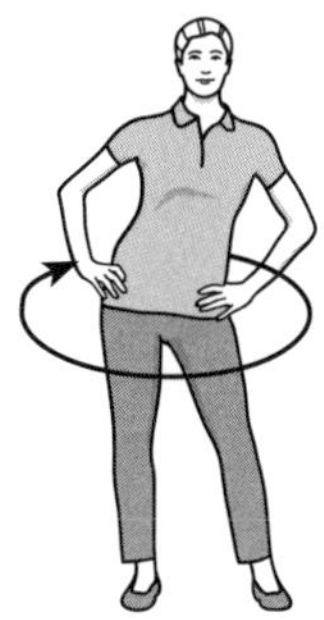

Iliosakralgelenkmobilisation

Aufrecht hinstellen, die Knie leicht beugen und die Arme auf den Oberschenkeln abstützen. Das rechte Knie nach vorne schieben, dann zurückziehen, während das linke Knie nach vorne gleitet. Die Knie abwechselnd vor- und zurückgleiten lassen. Die Bewegung bleibt ruhig und fließend. Zur Steigerung ein Knie nach vorne, das andere gleichzeitig nach hinten führen.

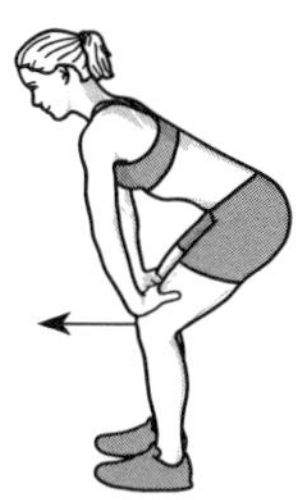

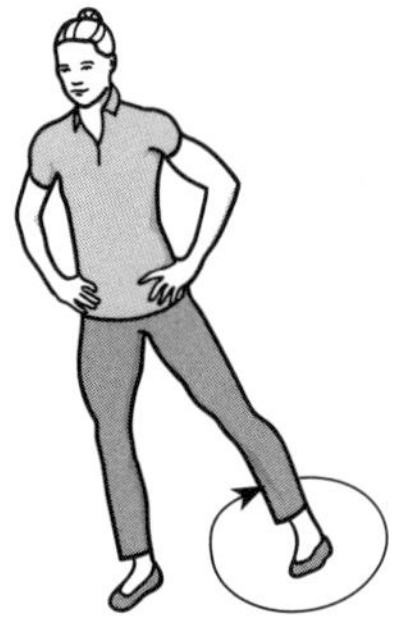

Hüftkreise

Im aufrechten Stand ein Bein ausstrecken und aus der Hüfte heraus kreisen. Die Bewegung bleibt kontrolliert und fließend. Anschließend die Richtung wechseln und danach die Übung mit dem anderen Bein wiederholen.

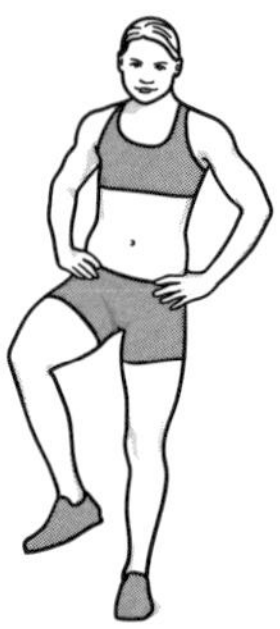

Hüftpendel

Im aufrechten Stand ein Bein um circa 90 Grad anwinkeln. Das Bein locker aus der Hüfte nach innen und außen pendeln, das Knie bleibt dabei stabil.

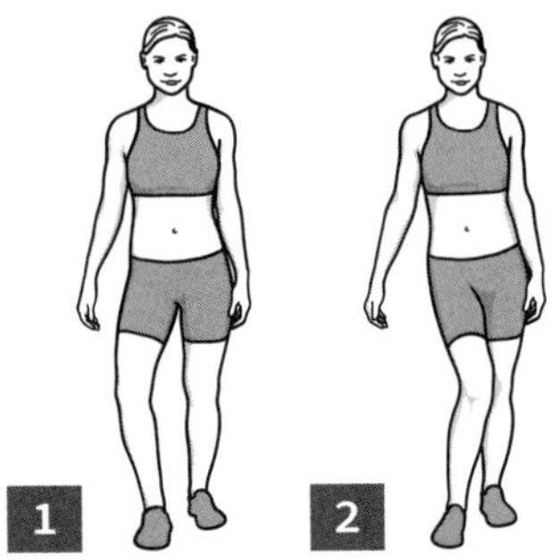

Kniekreise

1. Im aufrechten Stand ein Bein nach vorne als Spielbein setzen.
2. Das Knie leicht beugen und langsam kreisen, nach vorne, zur Seite, nach hinten und wieder zur Mitte. Das Knie dabei weich ver- und entriegeln. Die Bewegung fließend halten.

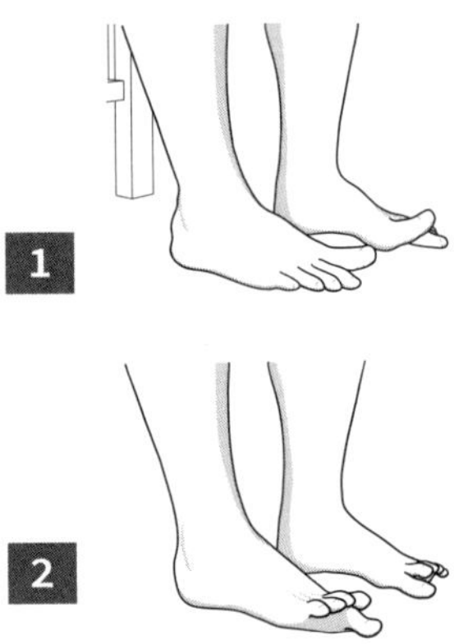

Großzehenmobilisation

1. Aufrecht stehen, die Füße hüftbreit auseinander. Die Großzehen anheben, während die anderen Zehen am Boden bleiben.
2. Anschließend die Großzehen in den Boden drücken und die anderen Zehen anheben. Die Bewegung mehrfach im Wechsel ausführen, kontrolliert und ohne zu verkrampfen.

Fußkanten-Switch

1. Eine aufrechte Schrittposition einnehmen. Die Außenkante des vorderen Fußes nach oben kippen und kurz halten.
2. Anschließend die Innenkante nach oben kippen. Die Übung mit dem anderen Fuß wiederholen.

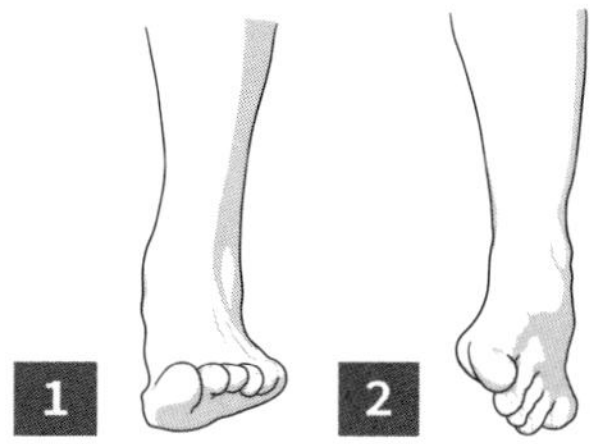

Sprunggelenkkreise

1. Eine aufrechte Stehposition einnehmen und ein Bein nach vorne strecken.
2. Den Fuß und die Zehen des ausgestreckten Beins neutral halten und langsame, gleichmäßige Kreise aus dem Sprunggelenk heraus ausführen. Die Übung anschließend mit dem anderen Bein wiederholen.

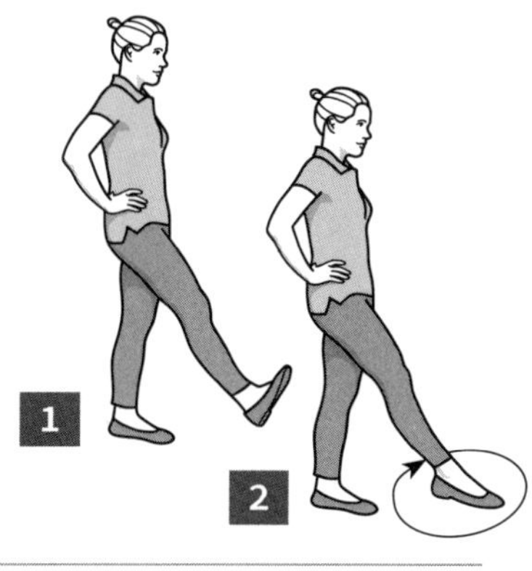

Sprunggelenkmobilisation

Eine aufrechte Stehposition einnehmen und ein Bein nach hinten strecken. Das Knie in neutraler Position lassen und die Zehen krümmen. Die Knie- und Fußposition so anpassen, dass eine Dehnungsmobilisierung direkt unter dem Knöchel zu spüren ist. Nun in dieser Position das Sprunggelenk durch eine Kniebeuge mobilisieren. Anschließend die Übung mit dem anderen Bein wiederholen.

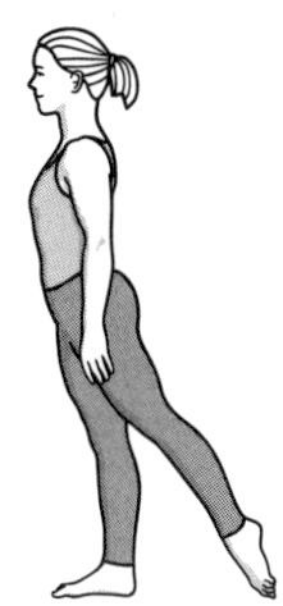

Handgelenkkreise

Die Hände zu leichten Fäusten schließen und die Handgelenke langsam kreisen, zuerst in die eine, dann in die andere Richtung. Die Bewegung gleichmäßig und kontrolliert ausführen und Schultern und Arme dabei entspannt lassen.

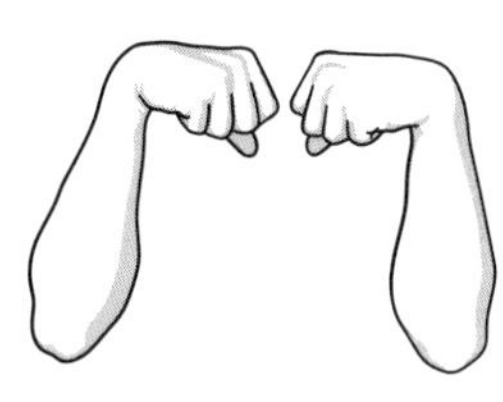

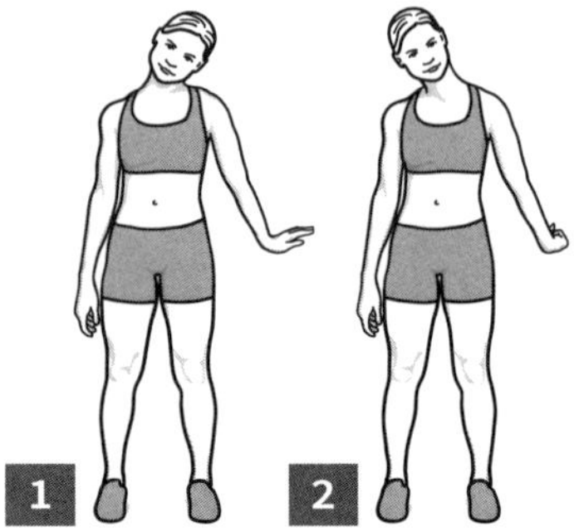

Armmobilisation

1. Einen Arm samt Hand strecken und vom Körper leicht abheben, bis leichte Dehnung entsteht. Über eine Kopfneige zur Schulter hin und weg mobilisieren.
2. Dann das Handgelenk beugen und leicht rotieren und die Kopfneige fließend und kontrolliert ausführen. Die Übung anschließend mit dem anderen Arm wiederholen.

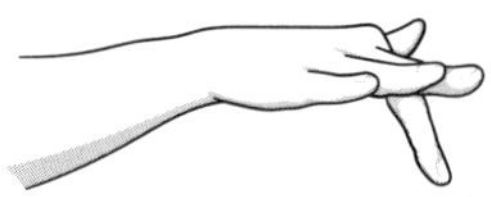

Fingerkreise

Die einzelnen Finger der rechten und linken Hand paarweise langsam kreisen lassen, dann die Richtung der Kreise wechseln. Die Bewegung sanft und kontrolliert ausführen, ohne Spannung in der Hand oder im Unterarm.

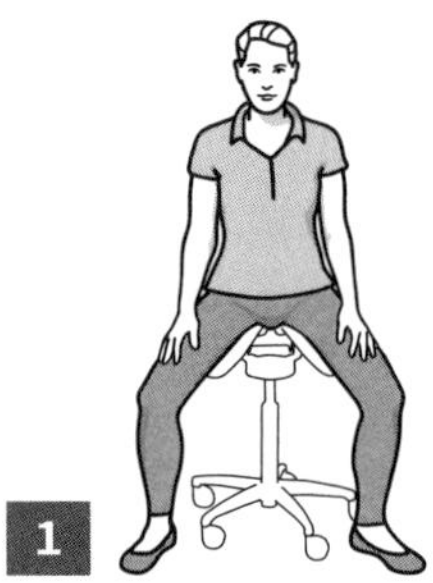

Nackenmobilisation

1. Aufrecht sitzen, dabei die Schultern locker hängen lassen.
2. Nun die Schultern und Schulterblätter abwechselnd anheben und senken.
3. Danach den Kopf sanft nach rechts und links neigen.

Variante: Bei Bedarf die Schulterbewegung und Kopfneigung kombinieren, zum Beispiel die Schulter heben und den Kopf zur gleichen Seite neigen, dann lösen.

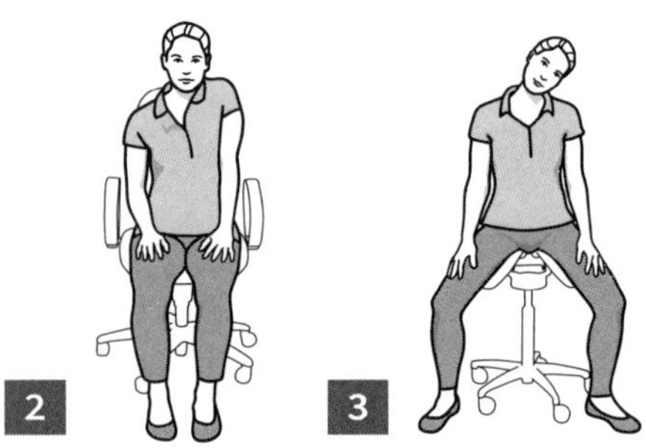

Halswirbelsäulen-Seitneige

1. Aufrecht stehen oder sitzen, die Schultern locker lassen.

2. Den Kopf langsam zu einer Seite neigen, als würdest du das Ohr zur Schulter bringen, ohne zu drehen. Die Dehnung auf der Gegenseite spüren und ruhig atmen. Zur Mitte zurückkehren und dann die Seite wechseln.

Bei Bedarf die Übung intensivieren über Streckung des Ellenbogens und Handgelenkes.

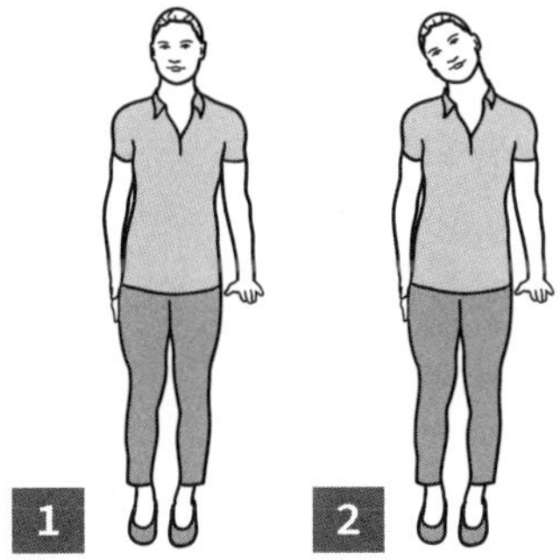

Wirbelsäulen-Swing

1. Einen aufrechten Stand einnehmen, die Arme locker hängen lassen. Den Oberkörper langsam nach rechts drehen. Augen und Kopf geben die Bewegungsrichtung vor.

2. Schultern und Arme dürfen dabei leicht mitschwingen. Danach die Seite wechseln.

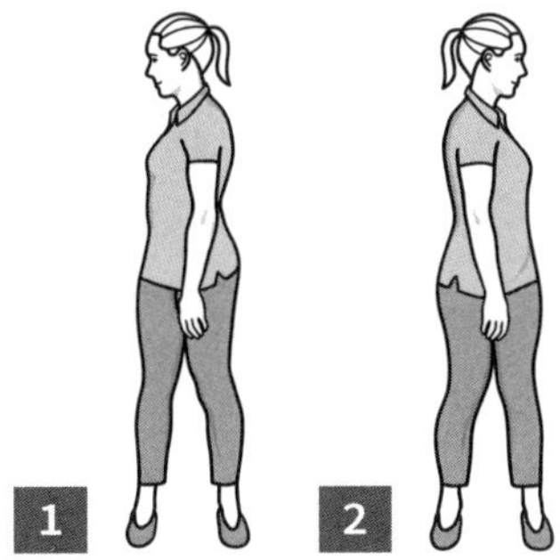

Wippen

1. Einen aufrechten Stand einnehmen, die Füße hüftbreit auseinander, das Gewicht gleichmäßig verteilen. Die Knie leicht beugen und strecken, sodass ein sanftes Wippen entsteht.

2. Auf die Zehen wippen und auf die Fersen rollen. Die Bewegung locker und rhythmisch ausführen, der Körper bleibt aufrecht.

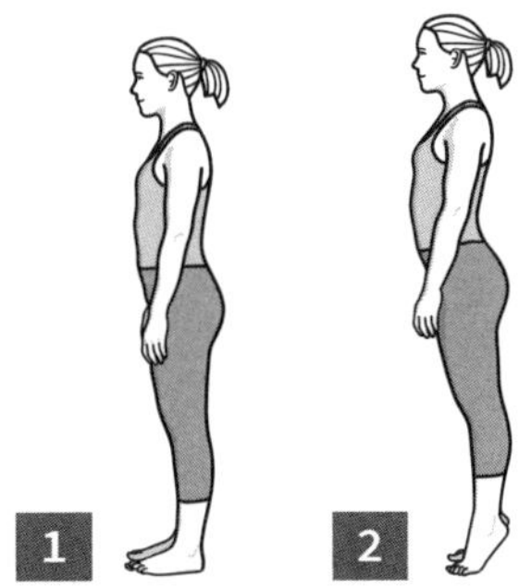

Summen

Aufrecht sitzen oder stehen, die Schultern locker und den Kiefer entspannt lassen. Tief durch die Nase einatmen und beim Ausatmen gleichmäßig summen. Den Klang im Brustkorb, Hals oder Gesicht spüren. Mehrmals wiederholen, um Spannung zu lösen und Atmung zu beruhigen.

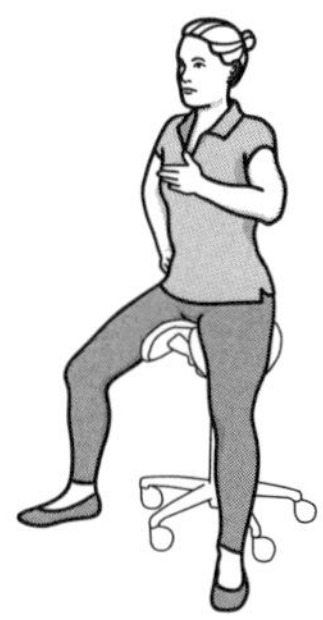

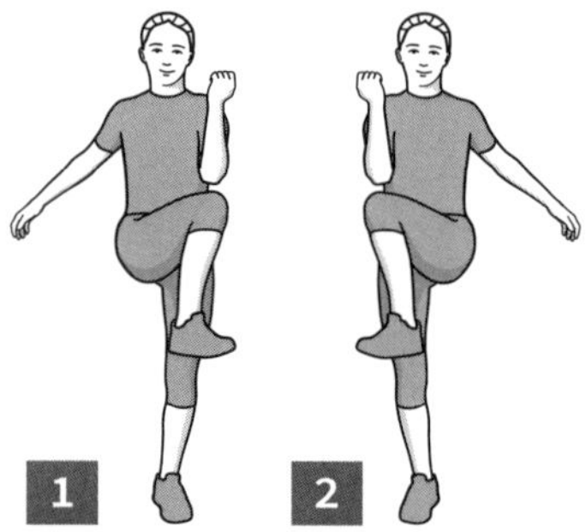

Ellenbogen-Knie-Wechsel

1. Einen aufrechten Stand einnehmen, die Füße hüftbreit auseinander. Rechten Ellenbogen und linkes Knie zueinander führen, dabei den Oberkörper leicht eindrehen.
2. Zur Ausgangsposition zurückkehren und die Seite wechseln. Die Bewegung rhythmisch und kontrolliert ausführen, dabei den Rumpf stabil halten.

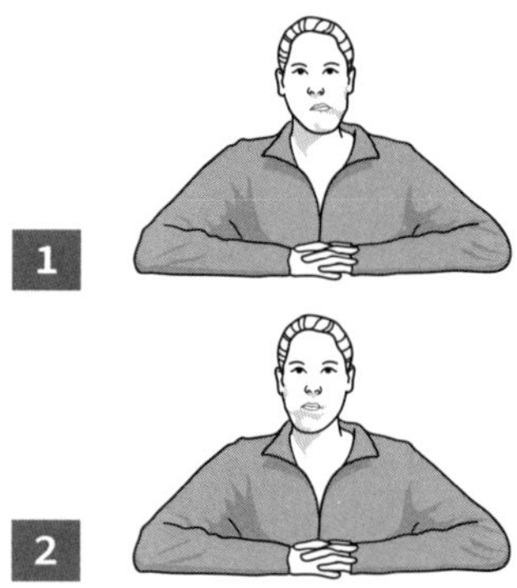

Zungenkreise

1. Die Zunge vor die Schneidezähne legen, die Lippen locker schließen.
2. Die Zunge erst im Uhrzeigersinn und anschließend entgegengesetzt kreisen lassen. Dabei Kiefer, Lippen und Nacken bewusst entspannen.

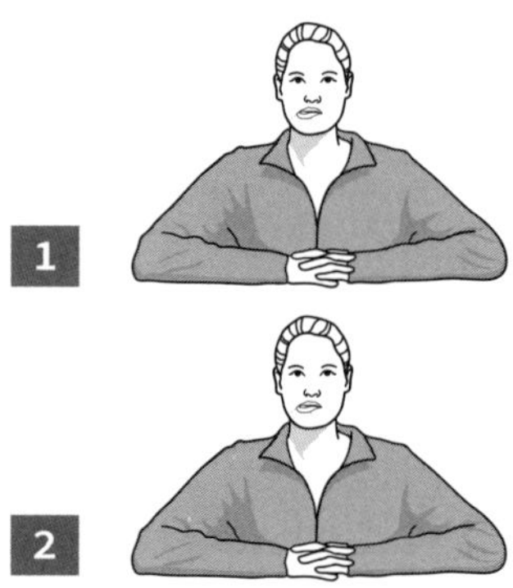

Kieferkreise

1. Aufrecht sitzen oder stehen, Kiefer und Zunge locker lassen. Den Unterkiefer leicht nach vorne, hinten, rechts und links bewegen, dabei bleiben die Zähne getrennt und die Lippen locker geschlossen.
2. Anschließend den Kiefer sanft kreisen lassen, erst in die eine, dann in die entgegengesetzte Richtung.

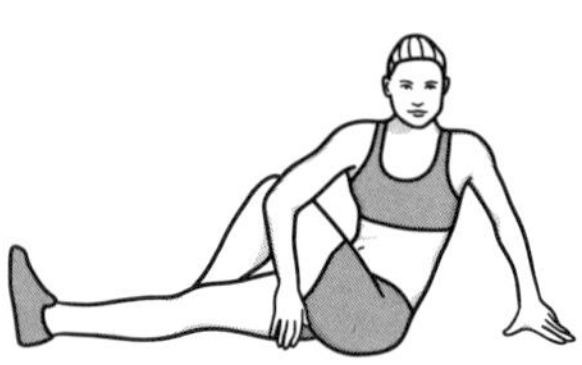

Gesäßmobilisation im Drehsitz

Aufrecht sitzen, das linke Bein nach vorne ausstrecken, das rechte Bein über das linke schlagen, sodass der rechte Fuß neben dem linken Knie steht. Den linken Arm um das rechte Bein legen, um die Dehnung im Gesäß und Hüftbereich zu verstärken. Den rechten Arm nach hinten aufsetzen und den Oberkörper sanft nach rechts drehen. Den Blick über die rechte Schulter, Atmung ruhig halten und die Dehnung bewusst spüren. Anschließend die Übung mit der anderen Seite durchführen.

Ganzkörperstretch

1. Aufrecht und hüftbreit stehen, auf die Großzehenballen heben. Den rechten Arm anwinkeln und den Ellenbogen nach unten ziehen, gleichzeitig den linken Arm nach oben strecken.
2. Den ganzen Körper mitnehmen und die Dehnung spüren. Die Seite wechseln und die Bewegung fließend in verschiedene Richtungen ausführen.

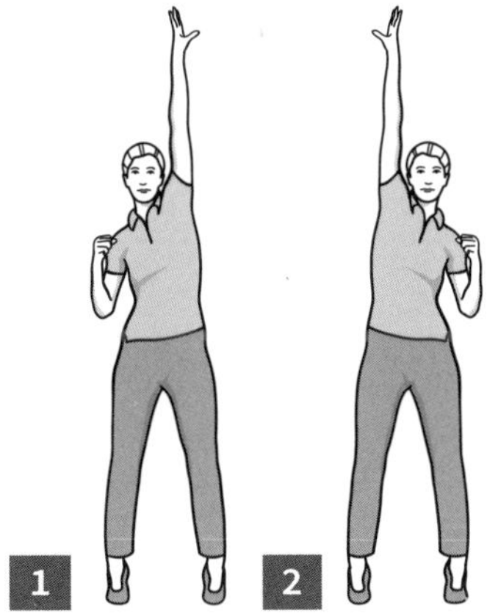

Becken- und Oberschenkelmobilisation

Aufrecht stehen und ein Bein auf einen Stuhl stellen. Das Becken langsam vor- und zurückkippen, um Hüfte und Oberschenkel zu mobilisieren. Die Übung mit beiden Seiten ausführen.

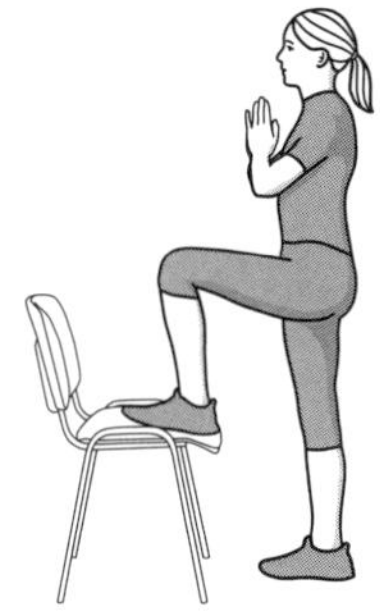

Schulter-Nacken-Mobilisation

1. Aufrecht stehen oder sitzen, Arme locker hängen lassen. Einatmen und die Schultern langsam nach oben ziehen, Spannung spüren.
2. Ausatmen und die Schultern fallen lassen, Entspannung wahrnehmen.

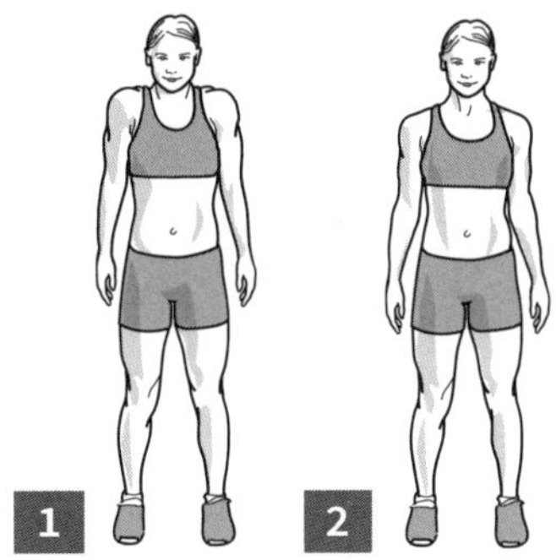

Unterschenkelmobilisation

1. Aufrecht stehen und ein Bein angewinkelt auf eine Erhöhung stellen. Den Fuß nach oben ziehen, die Hände auf den Oberschenkel legen.
2. Den Oberkörper leicht nach vorne beugen, bis eine sanfte Dehnung spürbar ist. Den Fuß abwechselnd beugen und strecken, die Bewegung ruhig und kontrolliert durchführen. Die Übung mit beiden Seiten ausführen.

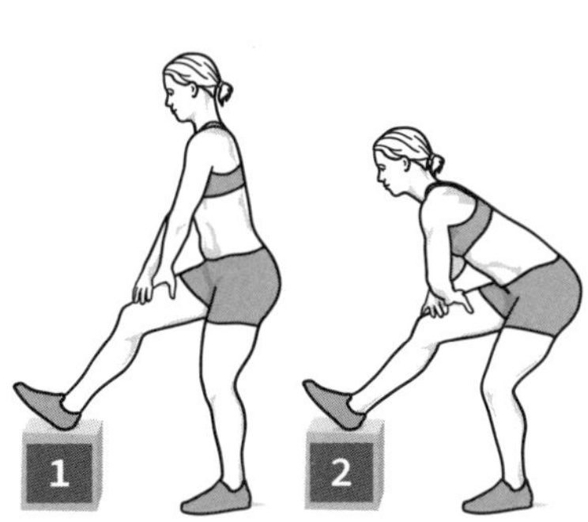

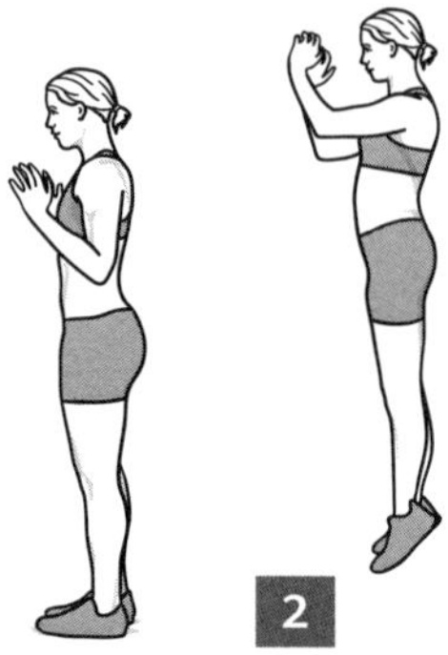

1 2

Beidbeinige Sprünge

1. Hüftbreit stehen, die Arme locker anwinkeln.
2. Aus den Beinen kraftvoll abspringen und beidbeinig landen, dabei die Knie leicht beugen. Die Arme dynamisch mitnehmen, um den Sprung zu unterstützen. Den Oberkörper aufrecht und Bewegung kontrolliert halten.

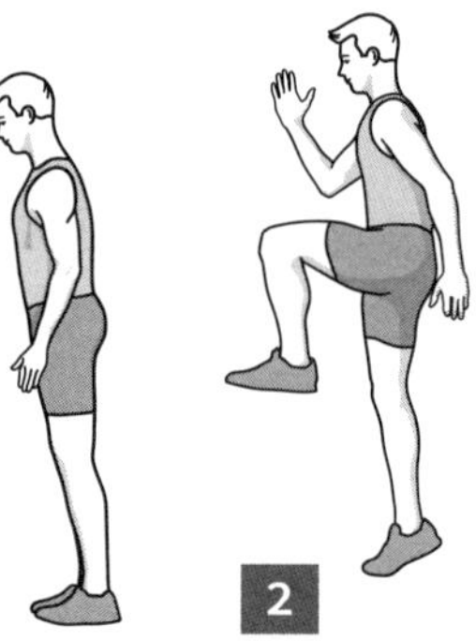

1 2

Einbeinige Sprünge

1. Aufrecht stehen und das Gewicht auf ein Bein verlagern.
2. Aus dem Standbein kraftvoll abspringen und weich auf demselben Bein landen. Arme locker mitschwingen, um die Bewegung zu unterstützen. Auf kontrollierte Landung und stabile Körperhaltung achten. Die Übung mit beiden Beinen durchführen.

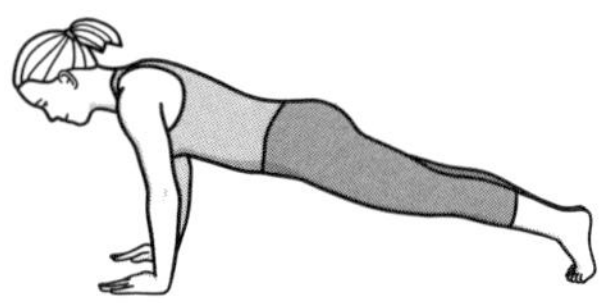

Unterarmstütz

In den Unterarmstütz gehen, dabei die Ellenbogen direkt unter den Schultern positionieren. Der Körper bildet eine Linie von Kopf bis Füßen, das Becken weder durchhängen lassen noch anheben. Die Rumpfmuskulatur aktiv anspannen, um die Wirbelsäule stabil zu halten. Die Position ruhig und kontrolliert halten, dabei gleichmäßig atmen.

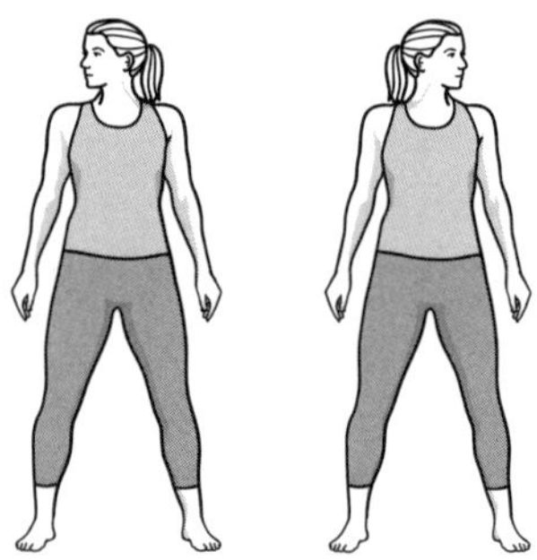

1 2

Halswirbelsäulenrotation

1. Aufrecht und hüftbreit stehen oder sitzen, die Schultern locker lassen, den Blick nach vorne richten. Mit der Ausatmung den Kopf langsam nach rechts drehen. Mit der Einatmung zur Mitte zurückkehren.
2. Ausatmen und nach links rotieren, einatmen und zurück zur Mitte.

Aktive Seitneige

1. Aufrecht stehen, dabei die Arme über den Kopf ausstrecken. Mit der Ausatmung den Oberkörper sanft zur Seite neigen.
2. Mit der Einatmung in die Mitte zurückkehren. Die Seite wechseln und die Bewegung ruhig und fließend wiederholen.

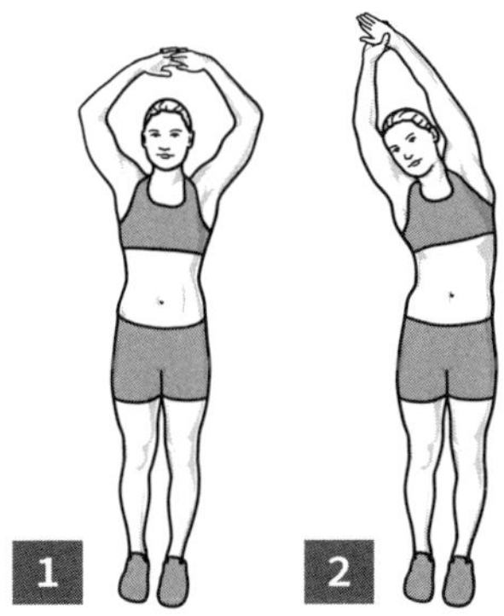

Brust-Gesäß-Mobilisation

1. In die Rückenlage gehen, die Beine anwinkeln und die Arme zur Seite ausstrecken.
2. Den Kopf nach links drehen, gleichzeitig die Knie sanft nach rechts sinken lassen. Die Bewegung locker und geschmeidig ausführen und die Atmung ruhig halten. Über die Mitte zurückkehren und dann die Seite wechseln.

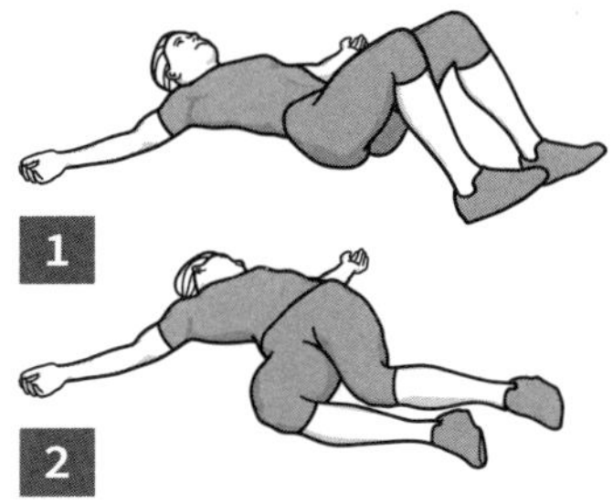

Standwaage

1. Aufrecht und hüftbreit stehen, die Arme ausstrecken und dabei die Daumen nach außen drehen und die Schulterblätter sanft zusammenziehen.
2. Ein Bein leicht anheben und gestreckt nach hinten führen, während sich der Oberkörper mit geradem Rücken nach vorne neigt. In der Endposition bilden Oberkörper und Bein eine waagrechte Linie. Die Übung anschließend mit dem anderen Bein wiederholen.

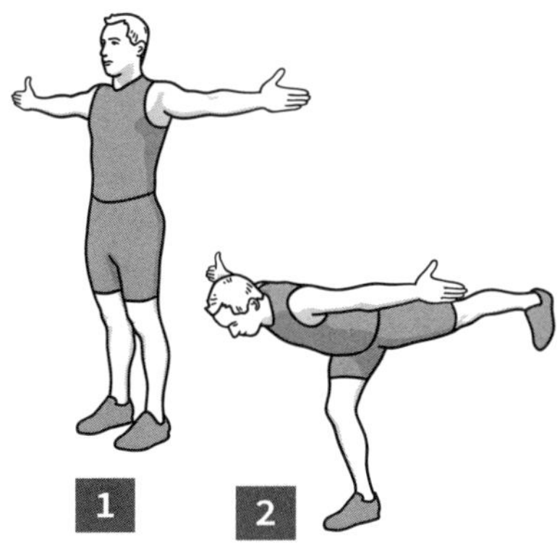

Hüft- und Oberschenkelmobilisation

Einen Ausfallschritt einnehmen, das vordere Knie ist um etwa 90 Grad gebeugt, das hintere Bein fast gestreckt. Die Hände seitlich des vorderen Beins am Boden abstützen, der Rücken ist lang, der Blick schräg nach vorne unten. Nun die Hüfte langsam zum Boden absenken, bis eine Dehnung in der Oberschenkelvorderseite des hinteren Beins und in der Innenseite des vorderen Beins spürbar ist. Die Übung mit beiden Seiten ausführen.

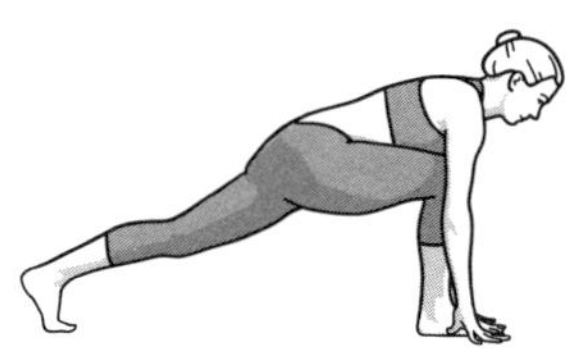

Kraftübungen

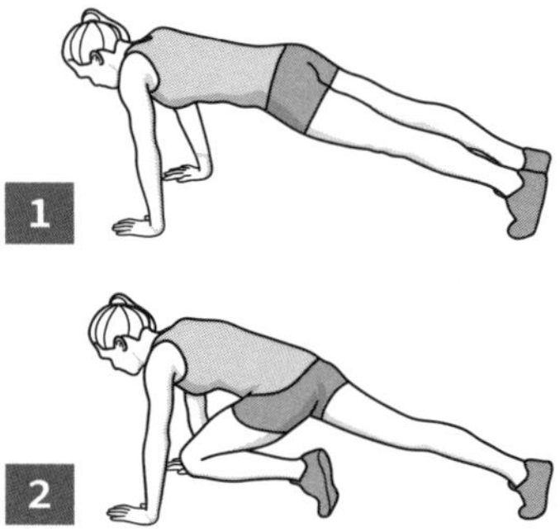

Bergsteiger

1. Eine Stützposition einnehmen, dabei die Hände direkt unter den Schultern platzieren. Der Körper bildet eine Linie vom Kopf bis zu den Füßen.
2. Abwechselnd das rechte und linke Knie dynamisch in Richtung Brustkorb ziehen. Dabei den Rumpf stabil halten und die Bewegung fließend und kontrolliert ausführen.

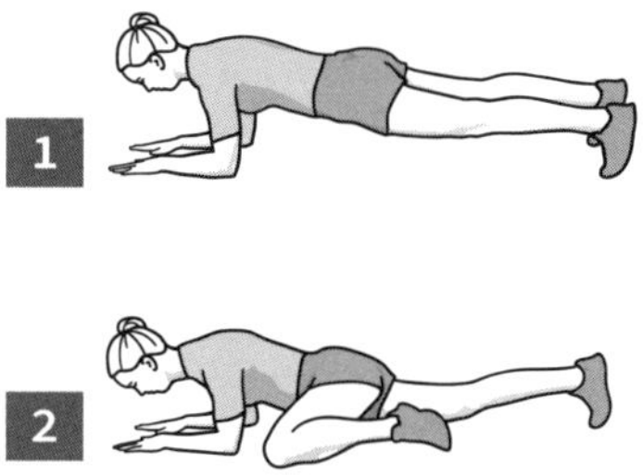

Seitlicher Bergsteiger

1. Eine Unterarmstützposition einnehmen, die Ellenbogen unter den Schultern, Hände ausgestreckt am Boden. Der Körper bildet eine Linie vom Kopf bis zu den Füßen.
2. Das rechte Knie seitlich in Richtung des rechten Ellenbogens führen, dann zurück in die Ausgangsposition. Anschließend das linke Knie seitlich in Richtung des linken Ellenbogens ziehen und wieder zurück.

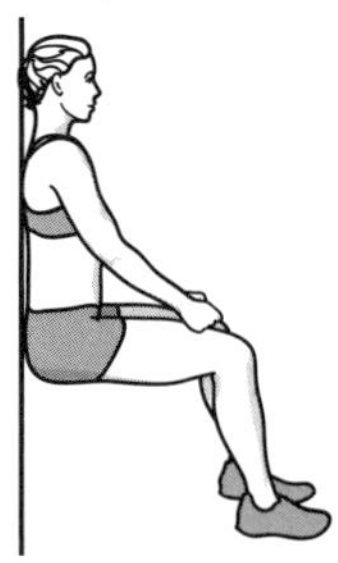

Wandsitz

Mit dem Rücken an eine Wand lehnen und langsam in eine sitzende Position rutschen. Die Oberschenkel sind dabei waagrecht, die Knie im rechten Winkel, die Füße flach am Boden und die Hände liegen auf den Oberschenkeln. Den Rücken an der Wand stabil halten.

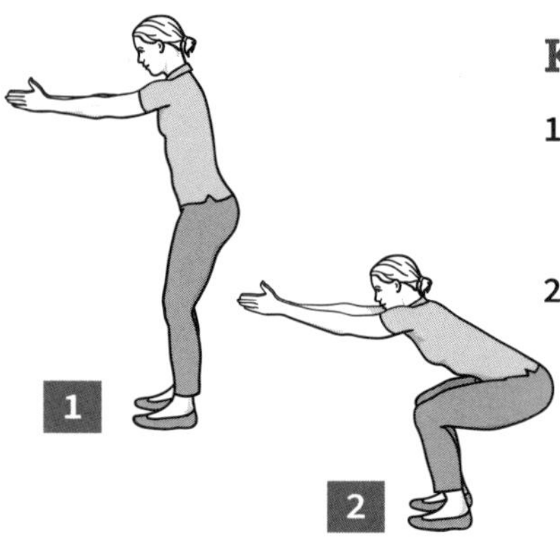

Kniebeuge

1. Aufrecht und schulterbreit stehen, dabei den Rücken gerade und Körpermitte aktiv halten. Die Arme vor dem Körper nach vorne strecken, die Handflächen zueinander.
2. Die Knie beugen und die Hüfte nach hinten und unten schieben. Bei Bedarf den Oberkörper leicht nach vorne neigen. Dabei die Knie hinter den Fußspitzen halten, die Arme gestreckt, den Nacken lang und den Rücken gerade. Kontrolliert wieder aufrichten.

Liegestütz

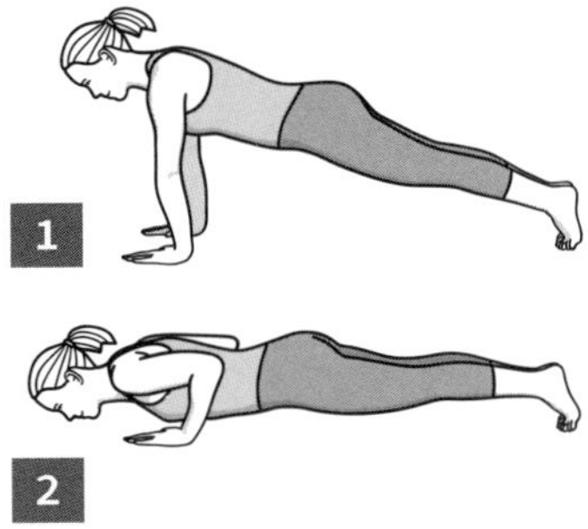

1. Eine Stützposition einnehmen, dabei sind die Hände schulterbreit auf dem Boden. Der Körper bildet eine gerade Linie von Kopf bis Fuß.
2. Die Ellenbogen beugen und den Körper kontrolliert absenken, die Oberarme bleiben nahe am Körper. Anschließend kraftvoll wieder nach oben drücken, ohne die Körperlinie zu verlieren.

Ausfallschritt

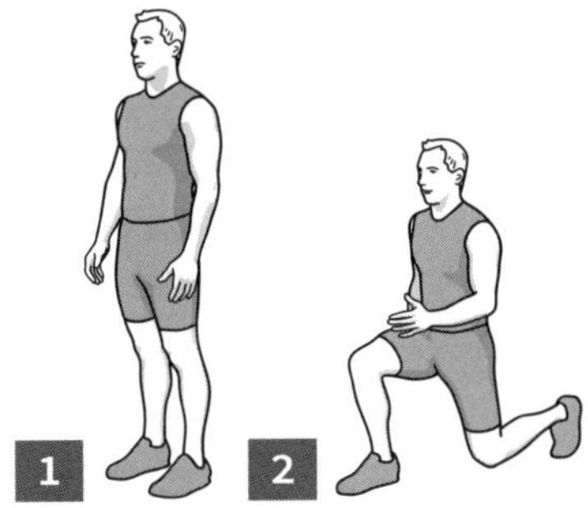

1. Aufrecht und hüftbreit stehen, die Hände locker neben den Hüften.
2. Einen großen Schritt nach vorne machen und das hintere Knie kontrolliert absenken, bis es knapp über dem Boden schwebt. Das vordere Knie bleibt über dem Mittelfuß, der Oberkörper bleibt aufrecht. Zurück in den Stand drücken und die Bewegung im Wechsel ausführen. Für mehr Balance die Arme gegengleich mitführen.

Seitlicher Ausfallschritt

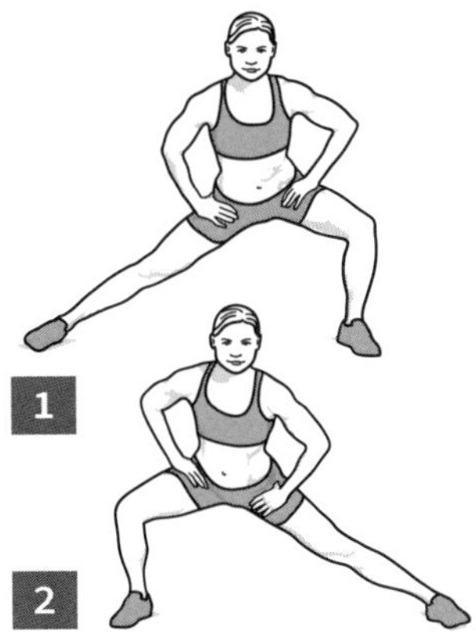

1. Aufrecht und hüftbreit stehen, die Hände an die Hüften legen. Einen großen Schritt zur Seite machen und das Knie beugen, das Gesäß nach hinten unten schieben. Der Körperschwerpunkt ist über dem gebeugten Bein, der Rücken bleibt aufrecht.
2. Das Bein wieder strecken und zurück in den hüftbreiten Stand kommen. Dann die Seite wechseln.

Umgedrehte Brücke

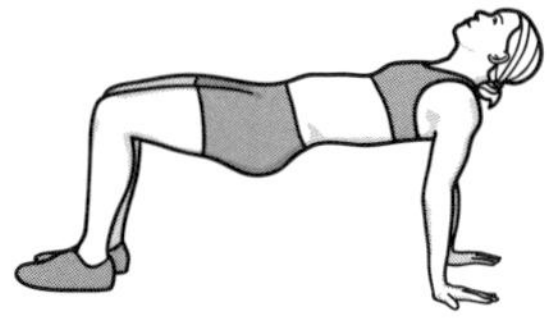

Im Sitzen starten, die Füße aufstellen, die Hände hinter dem Gesäß aufsetzen, dabei zeigen die Fingerspitzen nach hinten. Das Becken anheben, indem du die Gesäßmuskulatur aktiv anspannst, bis Oberschenkel und Rumpf eine Linie bilden. Knie etwa im rechten Winkel, Hände unter den Schultern positioniert. Mit der Einatmung das Brustbein nach oben schieben und mit der Ausatmung locker lassen.

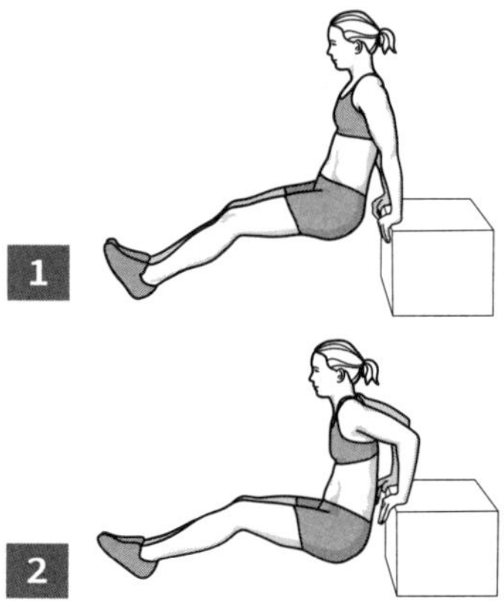

Dip

1. Aus dem Sitz heraus die Fersen aufstellen und Hände auf einer stabilen Erhöhung (zum Beispiel einem Stuhl) platzieren. Die Arme sind gestreckt, das Gesäß nahe an der Kante.
2. Nun die Ellenbogen beugen und das Gesäß kontrolliert absenken, bis es kurz vor dem Boden ist. Anschließend kraftvoll wieder nach oben drücken, dabei die Arme fast ganz strecken und die Schultern tief halten.

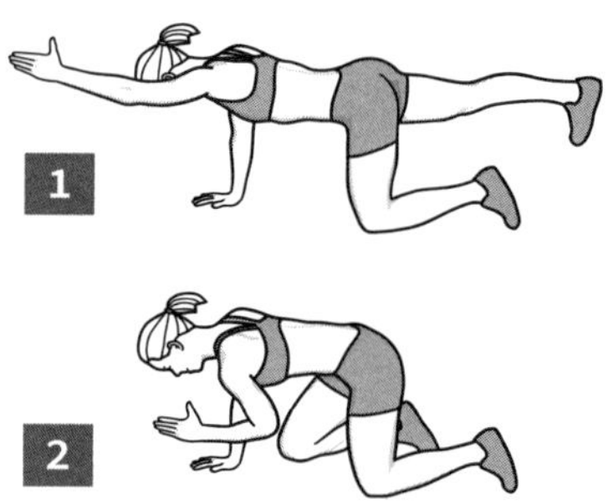

Crunch aus dem Vierfüßlerstand

1. Einen Vierfüßlerstand einnehmen, die Hände unter den Schultern, die Knie unter den Hüften. Einen Arm und das gegenüberliegende Bein strecken, dabei das Becken parallel zum Boden halten.
2. Ellenbogen und Knie unter der Brust zusammenführen, Rücken rund machen, dann wieder strecken. Die Bewegung kontrolliert und fließend ausführen, anschließend die Seite wechseln.

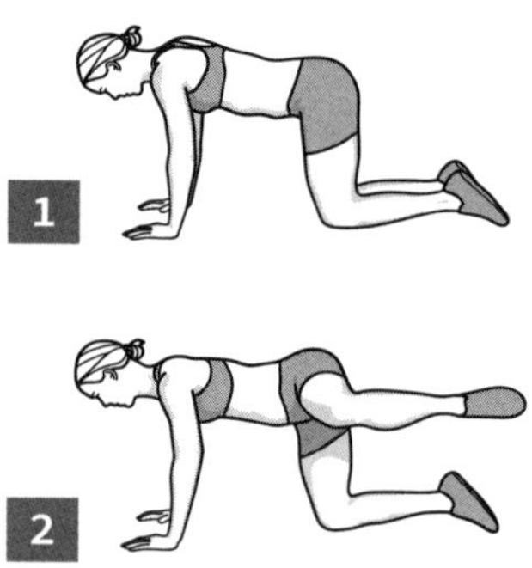

Stabilisation im Vierfüßlerstand

1. Einen Vierfüßlerstand einnehmen, die Hände unter den Schultern, die Knie unter den Hüften, der Rücken ist stabil und gerade. Die rechte Hand leicht anheben, kurz halten und kontrolliert absetzen, dabei das Gewicht mittig halten. Nun die linke Hand anheben und wieder absetzen, ohne das Becken zu bewegen.
2. Das rechte Knie leicht anheben, kurz halten und kontrolliert absetzen, dabei das Gewicht mittig halten. Dann das linke Knie anheben und wieder absetzen, ohne das Becken zu bewegen. Becken, Oberkörper und Beine bilden eine Linie.

Workoutregister

Bibliografische Information der Deutschen Nationalbibliothek:
Die Deutsche Nationalbibliothek verzeichnet diese Publikation in der Deutschen Nationalbibliografie. Detaillierte bibliografische Daten sind im Internet über http://dnb.de abrufbar.

Für Fragen und Anregungen
info@m-vg.de

Wichtige Hinweise
Dieses Buch ist für Lernzwecke gedacht. Es stellt keinen Ersatz für eine individuelle medizinische Beratung dar und sollte auch nicht als solcher benutzt werden. Wenn Sie medizinischen Rat einholen wollen, konsultieren Sie bitte einen qualifizierten Arzt. Der Verlag und die Autorin haften für keine nachteiligen Auswirkungen, die in einem direkten oder indirekten Zusammenhang mit den Informationen stehen, die in diesem Buch enthalten sind.

Ausschließlich zum Zweck der besseren Lesbarkeit wurde auf eine genderspezifische Schreibweise sowie eine Mehrfachbezeichnung verzichtet. Alle personenbezogenen Bezeichnungen sind somit geschlechtsneutral zu verstehen.

Originalausgabe
1. Auflage 2026

Türkenstraße 89
80799 München
Tel.: 089 651285-0

Redaktion: Simone Fischer
Umschlaggestaltung: Manuela Amode
Umschlagabbildung und alle Abbildungen im Innenteil: evoletics – ein Produkt der science on field GmbH
Layout: Meike Herzog, www.aplsee-design.de
Satz: Daniel Förster
Druck: Florjancic Tisk d.o.o., Slowenien
Printed in the EU

ISBN Print 978-3-7423-0978-5